JN033614

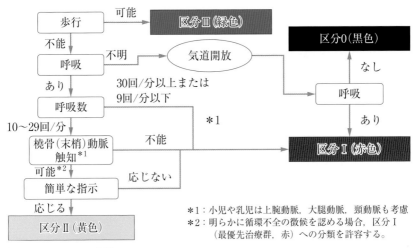

図 2-2　START 変法

*1：小児や乳児は上腕動脈，大腿動脈，頸動脈も考慮
*2：明らかに循環不全の徴候を認める場合，区分 I
　　（最優先治療群，赤）への分類を許容する。

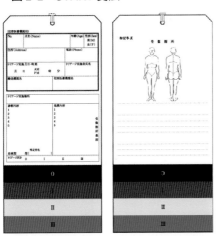

図 2-3　トリアージタグ

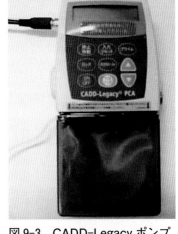

図 9-3　CADD-Legacy ポンプ

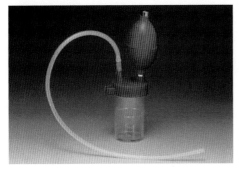

図 9-1　電源を必要としない手動式吸引器

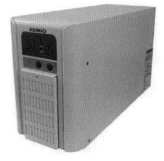

図 9-2　医療用無停電装置（UPS）

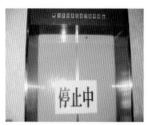
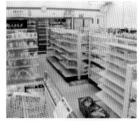
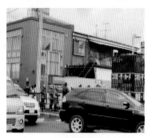
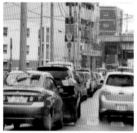

図 8-2　被災地での生活上の不便

SUSTAINABLE
DEVELOPMENT G⦿ALS
世界を変えるための 17 の目標

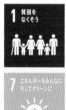

図 14-1　持続可能な開発目標

災害看護学・国際看護学

神﨑初美・西上あゆみ

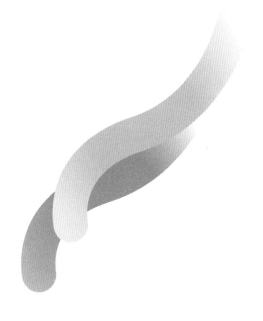

（新訂）災害看護学・国際看護学（'20）

©2020 神﨑初美・西上あゆみ

装丁・ブックデザイン：畑中 猛

i-47

まえがき

　日本は地震や台風など自然災害が多く発生してきたにもかかわらず，災害看護学が学問として教育に組み込まれたのは 1995 年阪神淡路大震災以降となります。明治期の半ば以降に看護学校が設立された経緯から見ると 100 年以上経過してからです。その阪神淡路大震災からも四半世紀が経過していくその間に，日本では 2011 年東日本大震災，2016 年熊本地震など大災害を経験し，災害看護学はますます看護教育の中で重要性が高くなってきています。

　災害看護学は，災害が人々にもたらす影響に対して，人々の生命や健康生活を守る看護活動です。従って，災害発生時は災害後の人々の生活を支えるため他の専門分野との協働が必要になります。協働は被災後に即できるものではないため，災害発生前から備えが必要です。医療や看護では通常，対象者（患者）やその家族を対象としますが，災害看護学では支援に携わる者，看護師，地域施設などコミュニティ全体も対象になります。あらゆる時に，あらゆる場で，あらゆる人に行なうユニークな科目です。

　一方，国際看護学ですが，国際協力機構 JICA などを通じて行なう国際保健支援のみをターゲットにした科目ではありません。近年，日本では外国人観光客の増加，外国人労働者の受け入れの拡大が進んでいます。このような変化の中で，先進国が開発途上国に支援するという内容ではなく，世界すべての人々の健康，グローバルヘルスに取り組む視点が必要になり，国をこえた健康課題に取り組む科目といえます。

　災害看護学・国際看護学では，第 1〜3 章で災害看護学を学ぶ上での基礎的知識や，災害・災害看護の定義，災害医療，災害と情報・法制度などを学びます。第 4〜7 章では災害サイクルを念頭に置きながら，病院と地域，支援と受援を組み合わせた構成となっています。これらの知識

を踏まえた上で，第8章のこころのケアでは被災者と支援者の両方への支援を取り上げ，第9〜11章では対象者別の看護を取り上げました。第12〜14章はグローバルヘルスと看護について，第15章では，災害看護学と国際看護学を学んだ上で国際救援活動を学べるようになっています。つまり基本的知識から学び，それを広げていくような構成にしています。

この科目の代表者である我々は，看護基礎教育の中で災害看護学を学んできたわけではありませんでした。しかし，偶然ですが，私たちは看護学校の同級生であり，現在，大阪府の基幹災害拠点病院である大阪急性期・総合医療センター（就職当時は大阪府立病院）に同時に就職し，この病院で阪神淡路大震災を経験しました。そして，一時は接点もないときがありましたが，2003年度採択された兵庫県立大学看護学研究科21世紀COEプログラム「ユビキタス社会における災害看護拠点の形成」で一緒に活動する機会を得て，今に至っています。被災地に一緒に入ったことや，スマトラ沖地震後のスリランカへの調査や災害看護に関する共同研究の経験もあります。本書ではこれらの経験を伝え，災害時に役立つ看護を学んでほしいという思いを持ち，教科書作成にあたりました。先にも書いたように災害看護学は他の専門分野との協働が必要です。そこで災害医療やこころのケアについては看護師以外の方から執筆の協力を得ています。執筆者それぞれが被災地や日常からの縁があって教材作成をしていることに気づきました。このような平時でのつながりが，災害時に活動を展開するときに役に立つことがあります。

災害看護学も国際看護学も基礎看護教育のカリキュラムの中では「統合と実践」の科目として，基盤となる看護教育科目の終了後に学ぶ科目です。しかし，本書を読み進めると，災害看護学でも国際看護学でもナイチンゲールを取り上げ，どちらも環境に注目していることがわかります。基礎を知った上での応用となる科目でありながら，看護師として活動していくにあたっての看護の本質，看護を取り巻く環境を大切にし，

多様な人々の健康をめざした働きかけを学ぶ科目なのです。

　災害看護学はそれを専門としても，平時には病院や地域で看護師として働いています。筆者である私たちも平時は基礎看護学，成人看護学を教えています。災害時の看護，国際救援活動などに携わる機会，外国人の入院を担当することになったとき，多角的に他の専門分野と協働しながら看護活動するわけです。災害時の看護が必要になるときが来てほしいとは思いませんが，いざというそのとき，一緒に働くことがあるかもしれません。そのとき，よい活動ができるように学習を進めてください。

2019 年 11 月
西上あゆみ
神﨑初美

目次

x

1 | 災害とは，災害看護とは

西上あゆみ

《目標＆ポイント》
(1) 災害の定義が理解でき，災害の分類やその特性を説明できる。
(2) 災害サイクルと各期の特徴について説明できる。
(3) 災害看護の定義について説明できる。
《キーワード》 災害，ハザード，脆弱性，災害看護，定義，災害サイクル

災害看護学・国際看護学の第1章では，この科目の基礎知識として，災害について学んでもらう。災害に対する危機感をもってこの科目を受講することが大切である。

1. 災害の定義と分類・特性

(1) 災害とは

災害について述べられているものを表1-1に示した。内容をふまえると，災害とはひとにとって好ましくない状況であるといえる。ひとは自分にとって想定外の出来事によって自分の計画を狂わされてしまったとき，「災い」と感じたり，「害」，「不幸」，「運が悪い」などと感じるであろう。またここでとらえたい災害は，規模においても私たち人間の生活が脅かされるような規模のものである。被害を受けた地域，社会だけでは回復できない，何らかの援助を必要とするものである。Gunnも被災地域だけでは背負いきれないような規模のものを災害としている。これに対して災害対策基本法では，その種類が述べられているが，日本は自

表 1-1　災害とは

辞書	ブリタニカ国際大百科事典 小項目事典[1]	一般に，人間社会が予想できなかった原因，経過によって，個人または個々の集団が，元の生活や生産活動への回復不能，あるいは回復困難な損害を受けること。
	世界大百科事典第2版[1]	その要因（素因や原因など）が自然的なものであれ人為的なものであれ，人間および人間社会になんらかの破壊力が加わって，人命が失われたり社会的財産などが失われることによって，それまでに構築されてきた社会的均衡が崩れることをいう。人間社会が構築している均衡というものは，歴史的な時代の違い，技術力の差，地域特性の違いなどによって異なる。すなわち災害の様相は自然的地域特性や文化的地域特性の違いによって異なるため，きわめて多様な現象となって現れる。
学者	萩原幸男（気象学者）[2]	気象災害，自然現象のいろいろのつながり（連鎖）が人間・社会に及ぼす効果のうち，人間（個人としてまたは集団として）が好ましくないと判断したときにいわれる呼称である（災害の事典）。
	Gunn[3]	人間とそれを取り巻く環境との生態系の巨大な破壊によって生じた結果。重大かつ急激な（旱魃のように徐々に生ずるものもあるが）発生のために被災地域がその対策に非常な努力を必要とするか，時には外部や国際的な援助を必要とするほどの大規模な非常事態をいう（災害医学事典）。
組織	国際連合[4]	被害を受けた社会が持つ独自の資源だけでの対応能力を超えた，広範囲にわたる人的，物的，環境的損失をもたらす社会機能の重篤な崩壊。
	世界保健機関[4]	負傷したり，命を失ったり，財産や生活に損害を受けるような，相当数の人々が危険にさらされる出来事，被災地外からの救援を必要とし，生活環境に甚大な被害を及ぼす突然の現象。
	災害対策基本法（1961年制定）	災害とは暴風，豪雨，豪雪，洪水，高潮，地震，津波，噴火そのほかの異常な自然現象または大規模な火事もしくは爆発そのほかその及ぼす被害の程度においてこれらに類する政令で定める原因により生ずる被害をいう。

然現象によっておこる自然災害が多いともいえ，ある程度ターゲットになっている自然現象が明確になっている。自然災害の場合，地震を例に挙げるとわかるように，その現象を止めることは困難で，急に発生するものであるともいえる。害になるという点では，元の生活に戻ることが困難なものであり，それがゆえに人間には物理的だけでなく，精神的にダメージを与える現象といえる。

　災害は，一般的に disaster と訳されるが，海外の文献をみると emergency（緊急事態），accident（事故），(major) incident（大事件），(major) casualty（大惨事）という中で，取り扱われていることもある。

（2）災害の分類と特性

　災害対策基本法では，多くの災害の種類が述べられているが，近年日本では，竜巻による災害，台風によらない豪雨が見られ，テロや感染症も多くのひとに影響を与えている。2018年，気象庁は7月の連日の猛暑を受けて，「40度前後の暑さはこれまで経験したことのない，命に危険があるような暑さ」「1つの災害と認識している」と伝えた。つまり，これまでには経験しなかった災害，他国でしか見られなかった災害も視野に入れなければならなくなってきた。

　災害は，大きくは①自然災害（天災：natural disaster）と，②人為災害（人災：manmade disaster）に分けられるが，これらが複合された複合災害（complex disaster）がある。災害の発生要因別の特性を**表1-2**で示した。近年の災害は東日本大震災で見られたように地震に加えて，原子力発電所の事故も加わり，複合災害となっている。表にもあるように森林伐採などの自然破壊による土砂災害の発生などを考えると人類の発展によって災害が複雑化していることもわかる。

　災害のもう一つの側面として，個人の力では防ぎようもなかったこと

表 1-2　災害の発生要因別の特性

発生要因	発生様式	被災範囲	種類・内容	特性
自然の要因	急性型	広域被害	竜巻，ハリケーン，地震，津波，台風，豪雨，土石流，火山，噴火，雪害，雹害	ライフラインの断絶 医療機関の麻痺 多数死傷者の発生
	慢性型		疫病（感染症），旱魃・飢餓，洪水（鉄砲水以外），高気温	医療機能の障害はない 慢性疾患が多い
人為的要因	突発型	小規模被害	殺人・暴力・誘拐などの事件，転落	特に精神的ケアが必要
		局地的限局型被害	大型交通機関（列車）の事故や多重衝突，航空機事故，化学工場の爆発，原子力施設災害，テロ，戦争，密集建物・地下街の火災	分散収容で早期の医療対応が可能 多数死傷者の発生
特殊な要因	緩慢型	小規模災害	労働災害，土壌汚染，PM2.5	医療機能の障害はない
		広域波及型複合災害	人為的・局地災害が国境を超え広域に環境汚染を起こす災害 例：タンカー事故後の重油による海洋汚染，森林伐採などの自然破壊による土砂災害	健康被害・地域への環境被害の長期化 被害は拡大・拡散 国境を超えた被害に発展

が含まれる。巨大な建造物の施工の劣悪による災害や管理不備などによるものも挙げられる。

　1995 年に起こったサリン事件は無差別殺人が計画されたテロ行為と

言え，アメリカでは2001年9月11日に航空機が使用された史上最大規模のテロ事件が発生した。昨今，世界的なテロの増加がみられることからNBC災害，CBRNE災害という言葉を知っておくと良い。「NBC災害」の"NBC"とは，「核：Nuclear，生物：Biological，化学：Chemical」の頭字語で，「CBRNE災害」の"CBRNE"とは，"NBC"に「放射性物質：Radiological，爆発物：Explosive」を加えたものを指す。

　最後に「感染症」である。そもそも，天然痘やペストなどの感染症は過去に大きく人口に変化をもたらしており，災害と同じような被害をもたらしている。現在も新型インフルエンザ，エボラ出血熱など世界的に感染症が発生することもあり，これはパンデミック（pandemic）と呼ばれている。

（3）近年の災害の発生

　災害は自分にとって身近なもの，危機感を感じさせるものであろうか。災害看護学を学ぶ上で，災害は自分に降りかかるものかもしれないと考えておくことは大切である。過去5年の日本における激甚災害の指定について**表1-3**に示している。毎年，6月から10月にかけて豪雨または台風によって激甚災害の指定を受けるような災害が3〜4回発生していることがわかる。激甚災害とは，大規模な地震や台風など著しい被害を及ぼした災害で，被災者や被災地域に助成や財政援助を特に必要とするもので，激甚災害に対処するための特別の財政援助等に関する法律（激甚災害法）に基づいて政令で指定される。私たちが，被災者の方を助けるには，まず，自分が災害から生き延びなければならない。

　災害看護学では，健康の有無にかかわらず，被災後に起こす健康障害を想定して対象者に対して備えることを教えていくこともしなければならない。そのような私たちが対象者に災害に備える教育をするには，ま

表 1-3　近年わが国で発生している災害

災害名	発生年月	主な被災地
梅雨前線・台風 4 号	2012 年 6 月	福岡県・熊本県・大分県
梅雨前線等・台風 4 号・台風 7 号	2013 年 6 月	岩手県・山形県・島根県・山口県
豪雨	2013 年 8 月	島根県
台風 18 号	2013 年 9 月	福井県・滋賀県・京都府
台風 26 号	2013 年 10 月	東京都
梅雨前線・台風	2014 年 7 月	長野県・宮崎県
台風 11 号・台風 12 号・前線による豪雨	2014 年 7 月	北海道・京都府・兵庫県・大阪府・奈良県・広島県・徳島県・愛媛県・高知県
台風 19 号	2014 年 10 月	兵庫県
地震	2014 年 11 月	長野県
梅雨前線・台風 9 号・台風 11 号・台風 12 号	2015 年 6 月	熊本県
台風 15 号	2015 年 8 月	三重県
台風 18 号等	2015 年 9 月	宮城県・福島県・茨城県・栃木県
地震	2016 年 4 月	熊本県等
梅雨前線	2016 年 6 月	熊本県・宮崎県
台風 7 号・台風 11 号・台風 9 号・台風 10 号等	2016 年 8 月	北海道・岩手県
台風 16 号	2016 年 9 月	宮崎県・鹿児島県
梅雨前線・台風 3 号	2017 年 6 月	福岡県・大分県・秋田県
台風第 18 号	2017 年 9 月	京都府・愛媛県・大分県
台風第 21 号	2017 年 10 月	新潟県・三重県・近畿
梅雨前線（平成 30 年 7 月豪雨等）・台風第 5 号・第 6 号・第 7 号・第 8 号	2018 年 5 月	岡山県・広島県・愛媛県

（内閣府「防災情報のページ」過去 5 年の激甚災害の指定状況一覧より作成）

表1-4　近年発生している世界的な災害

災害名（被災地域）	発生年月	被災状況
ギラン・ザンジャン地震 （イラン）	1990年　6月	死者14,000人， 負傷者100,000人
ルソン地震 （フィリピン）	1990年　7月	死者1,648人 負傷者100,000人
サイクロン （バングラデシュ）	1991年　4月	死者140,000人 負傷者139,000人
梅雨などによる長雨（中国）	1991年　6月	死者・行方不明2,300人 負傷者3億200万人
フローレス地震（インドネシア）	1992年12月	死者2,500人以上
ラトゥール地震（インド）	1993年　9月	死者7,601人
ネフチェゴルスク地震（サハリン）	1995年　5月	死者2,000人以上
地震（イラン）	1997年　2月	死者1,100人
地震（イラン）	1997年　5月	死者1,572人
地震（アフガニスタン）	1998年　2月	死者2,323人
地震（アフガニスタン）	1998年　5月	死者4,000人
地震（パプアニューギニア）	1998年　7月	死者4,000人
地震（コロンビア）	1999年　1月	死者2,700人
地震（トルコ）	1999年　8月	死者1,900人
地震（台湾）	1999年　9月	死者2,413人
地震（インド）	2001年　1月	死者20,023人
地震（アフガニスタン）	2001年　3月	死者1,000人
地震（アルジェリア）	2003年　5月	死者2,266人
地震（イラン）	2003年12月	死者43,200人
地震（スマトラ）	2004年12月	死者・行方不明227,898人
地震（スマトラ）	2005年　5月	死者1,303人以上
地震（パキスタン）	2005年10月	死者86,000人以上
地震（インドネシア）	2006年　5月	死者5,749人以上
地震（中国・四川）	2008年　5月	死者69,227人以上
地震（インドネシア）	2009年　9月	死者1,117人以上
地震（ハイチ）	2010年　1月	死者316,000人
地震（中国・青海）	2010年　4月	死者2,220人以上
地震（ネパール）	2015年　4月	死者8,460人以上

（文献5より抜粋）

ず，私たちから備えなければならない。

　わが国でも多数の死傷者が発生するような災害は数年に1度程度である。しかし，台風でなくてもゲリラ豪雨といわれるような雨の降り方で土砂災害を起こすような災害も発生している。2018年7月に発生した西日本を中心とした豪雨災害は多くの被害を出している。地震については，発生だけの問題ではなく，津波の発生も考えなければならず，原子力発電所の近くでは放射線の漏れも懸念しなければならない。2011年の東日本大震災時の東京，2018年大阪北部で起こった震度6弱の地震の際は，多くの電車が止まり，都市部ならではの帰宅困難者が多数発生した。災害そのものでなく，その発生の仕方，災害に付随する状況がどんどん複雑化してきているように思われる。さらに日本では，南海トラフ巨大地震，首都直下型地震など，いくつかの発生が危惧されている地震もあり，常に備える姿勢が不可欠になってきている。

　世界的にみると災害はアジアでの発生が多い。これは，国際看護にも関係するが，もともと経済的に発展していない国において災害が発生することは，さらに多くの犠牲者発生につながる。日本の国際緊急援助隊は世界的にみてもレベルが高く，これまでも多くの活動を行ってきた歴史がある。将来これに参加したいと考えている看護学生も多いのではないだろうか。災害看護について学んでおくことは国際救援を考えるうえでも重要な内容であるといえる。

2. 災害サイクルと各期の特徴

　通常，災害が発生することで対象者の置かれる状況は一変し，もとの状況に戻るまでに多くの日数を要する。この一連の過程をサイクルとしてとらえるのが災害サイクルである。災害への評価・対応をするためには災害サイクルからとらえることが重要である。時期に応じた対応でな

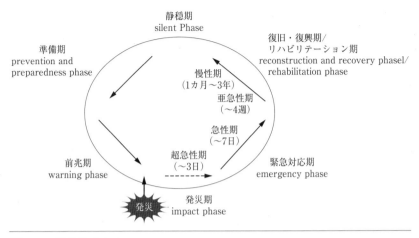

静穏期
silent Phase

復旧・復興期/
リハビリテーション期
reconstruction and recovery phasel/
rehabilitation phase

準備期
prevention and
preparedness phase

慢性期
（1カ月～3年）

亜急性期
（～4週）

急性期
（～7日）

前兆期
warning phase

超急性期
（～3日）

緊急対応期
emergency phase

発災

発災期
impact phase

図 1-1　災害サイクル
　　（文献 6 より転載）

ければ，有効な活動にならない可能性がある。災害医療の観点では，発
災から時間経過により，超急性期，急性期，亜急性期，慢性期に分けら
れる。また，災害対応の観点から，発災期，緊急対応期，復旧復興期・
リハビリテーション期，静穏期，準備期，前兆期に分けられる[6]。
　各期にどの程度の日数があたるかは，災害の種類・規模，発生した場
所などによって異なるが，おおむね**図 1-1** のような期間といえる。超急
性期とは被災者を救出救助する時期であり，日本では DMAT が即時に
派遣される仕組みになっている。急性期，亜急性期の時期は，災害によっ
て生じた外傷やクラッシュ症候群などの患者への対応がある。被災者が
避難所などへ移動している時期であり，感染症発生や慢性疾患の悪化を
起こさないような対応が必要になる。ライフラインの断絶が続いている
場合は，衛生状態の悪化を起こし，被災者は，避難所生活，将来への不
安などから疲労が続き，健康であったものでも状態が悪くなる可能性が

ある。災害は対象者にとっては精神的ストレスを発生させる出来事といえ，慢性期にはPTSDに代表される精神疾患発生に関する注意を払い，急性期・亜急性期に続いて慢性疾患悪化にも気を配る必要がある。

　災害対応の観点から，発災期は，看護師は勤務中であれば，まず自分の安全確保の上で，患者を初めとした職場における対応を始めなければならない。DMATや災害支援チームとして急な出動がかかる可能性のある看護師はその準備も始めなければならない。緊急対応期はライフラインが途絶している状態，物品のない状況の中で最善の医療ができるような取り組みを始める。これは非常事態の中で行われる活動であり，平時とは違う活動を行わなければならないこともあると認識する必要がある。復旧復興期・リハビリテーション期，静穏期，準備期というのを明確にわけることは難しいが，発災期・緊急対応期を見据えた病院の備えや対象者への備え教育を行っておくべきである。また，発災後，施設の復旧が終了すれば防災訓練をしておくこと，発災での教訓をマニュアルなどに反映させておくことで次の災害への備えにつなげることが重要である。災害によって前兆期があるものとそうでないものがあるが，例えば，大量の雨が降り，近いうちに施設に浸水が考えられるのであれば，器材の移動やマンパワーの確保に対して対応策を講じることができる。これも準備期にあわせて考えておくことでスムーズな活動につなげることができる。

3. 災害看護の定義

（1）災害看護を取り巻く状況

　酒井（2018）は災害の多様性と災害看護を取り巻く状況について**図1-2**を用いて，現在の災害が複合化・多様化・長期化していく現状と人々や社会の問題も多様化していることから，災害発生時の被害は複雑化して

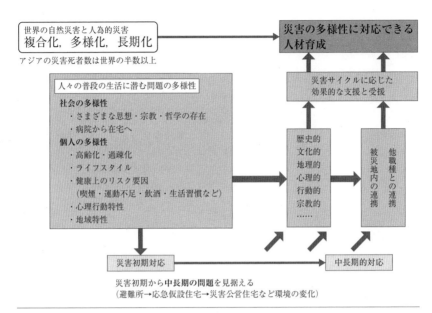

図1-2　災害の多様性と災害看護を取り巻く現状
（文献7より転載）

いくと述べている。まさに災害の現状については先にも述べているように，近年の規模は大きく，これまでの想定では立ち向かうことが困難な状況になってきている。そして，日本はもともと人口も多いうえに，人々の価値観はグローバル化にも伴い，多様になってきている。災害看護を取り巻く状況は多くのことを想定していく必要があるといえる。

（2）災害看護の定義

　災害看護の定義について**表1-5**に示した。いずれも災害サイクルをとらえて看護活動することが述べられている。災害の時期によって被災された方々のニーズは変化していく，この各期のニーズに応じるというこ

表1-5 災害看護とは

日本看護協会[8]	災害に関する看護独自の知識や技術を体系的に，かつ柔軟に用いるとともに，他の専門分野と協力して，災害の及ぼす生命や健康生活への被害を極力少なくする活動を展開すること
南裕子 (学術の動向 2016)[9]	「人間の安全保障」の理念のもと，人々の健康と生活における災害リスクに対するレジリエンスの強化を支援することを目的としており，災害の備えの時期から中長期的な復旧・復興の時期を含む連続した人々の生活と健康状態を対象とし，各期の特徴的なニーズを把握するとともに，人の生命，生活〈暮らし〉と健康の課題に対する支援を行うこと
災害看護グローバルリーダー養成プログラム（国公私立5大学院からなる共同大学院）[10]	災害に対する備えの時期から，発災直後の急性の時期，さらには中長期的な復旧・復興の時期における人々の生活と健康状態を対象とする。各時期における特徴的なニーズを把握するとともに，人の生命，生活〈暮らし〉と健康の課題に対する支援活動を行うこと
日本災害看護学会［災害看護関連用語（案)][11]	災害が及ぼす生命（いのち）や健康生活への被害を極力少なくし，生活する力を整えられるようにする活動である。その活動は刻々と変化する災害現場の変化やその時に生じる地域のニーズに応えるものである。それは災害前の備えから，災害時，災害発生後も行われる。看護の対象となるのは人々であり，コミュニティ，ならびに社会を含む。災害に関する看護独自の知識や技術を体系的に用いるのはもちろん，他職種との連携は不可欠である

とが重要である。また，災害発生という特殊な状況にあって人々は急に脅威にさらされ，安心や安全を脅かされることへの配慮が必要である。看護師は日頃から健康の有無を問わず，対象者に対して必要な看護を行ってきているが，日頃培われてきた臨機応変な対応をさらに発揮，その知識や技術はいかされなければならない。特別なことをするわけでは

ないが，状況に応じた対応を考えなければならないということである。とくに避難所や被災地域というのは，病院や日常の生活の場でないため，その場や環境に応じた看護を考えながら，実施していく。日常や普段の勤務ではあまりかかわりのなかった職種や専門家の方との協働も必要になってくる。対象者の方の生活と健康状態を悪くさせることがないよう活動していくことといえる。

引用文献

1) コトバンク：災害，ブリタニカ国際大百科事典　小項目事典，世界大百科事典　第2版.（2019年8月14日アクセス）
2) 萩原幸男：災害の事典. 朝倉書店，1992.
3) S. W. A. Gunn 著，青野 允訳：災害医学用語事典—和・英・仏・西語. へるす出版，1992.
4) 三澤寿美，太田晴美，編：Basic & Practice 看護学テキスト統合と実践—災害看護—. p.10, 学研メディカル秀潤社，2018.
5) 三冬社編集制作部：災害と防災・防犯統計データ集 2018—2019. pp.58-60, 三冬社，2017.
6) 一般社団法人日本集団災害医学会監修：改訂第2版 DMAT 標準テキスト. p.7, へるす出版，2016.
7) 文献4), p.3
8) 公益社団法人新潟県看護協会：災害看護とは.
https://www.niigata-kango.com/kangoshoku/saigai.html（2019年8月14日アクセス）
9) 南裕子：仙台防災枠組みにおける「健康・看護」分野の新たな課題. 学術の動向 21, p.113, 2016.
10) 災害看護グローバルリーダー養成プログラム（2015）：「災害看護」等の定義.
http://www.dngl.jp/program/program04/（アクセス 2018年8月4日）

11) 日本災害看護学会：災害看護関連用語（案）.
　　http://words.jsdn.gr.jp/words-detail.asp?id=20（2019年8月14日アクセス）

参考文献

・三澤寿美, 太田晴美編集：Basic & Practice 看護学テキスト統合と実践—災害看護—. 学研メディカル秀潤社, 2018.
・南裕子：仙台防災枠組における「健康・看護」分野の新たな課題. 学術の動向21(3), pp. 112-114, 2016.
・佐藤公彦：災害と防災・防犯統計データ集2016, 三冬社. 2015.
・一般社団法人日本集団災害医学会監修：改訂第2版DMAT標準テキスト, へるす出版, 2016.
・内閣府防災情報ホームページ. http://www.bousai.go.jp/kaigirep/hakusho （アクセス2018年8月4日）
・一般社団法人日本災害看護学会：災害看護関連用語（案）. http://words.jsdn.gr.jp/ （アクセス2018年8月4日）
・公益社団法人日本看護協会：災害看護. https://www.nurse.or.jp/nursing/practice/saigai/index.html （アクセス2018年8月4日）
・災害看護グローバルリーダー養成プログラム（2015)：「災害看護」等の定義. http://www.dngl.jp/program/program04/ （アクセス2018年8月4日）

2 | 災害医療について

渡瀬淳一郎

《**目標＆ポイント**》
(1) 災害医療の内容が理解でき，平時との違い，およびわが国に導入されている災害医療に必要な考え方を説明できる。
(2) 災害時に遭遇することの多い病態を災害，時期別に理解する。
(3) わが国における現在の災害医療体制と課題を説明でき，今後の方向性について理解する。
《**キーワード**》 CSCATTT，トリアージ，災害関連死，災害医療コーディネート

1. 災害医療とは

(1) 災害医療と救急医療の違い

　わが国の平時における救急医療を思い浮かべてほしい。多忙な救命救急センターにおいても，それぞれの患者にベストの医療が提供される。しかし，自分が勤務している病院のある地域で災害が起こったらどうなるか。第一に自分や周囲が安全であるかどうかを考えなければならない。自分が安全でなければ人を助けることはできない。安全が確保されてようやく医療を行うことができるが，病院が停電し電子カルテが使用できず，建物自体の安全性も脅かされることもある。救急車は足らず，患者は迅速に搬入されてこない。物流は途絶えがちとなり，薬剤は数日で枯渇するかもしれない。苦境を伝えようにも通信インフラも過負荷となり情報伝達もままならない。そして平時の何倍もの患者が助けを求めて駆

け込んでくる。つまり災害時の医療（以下，災害医療）とは，「災害という非常時に，ヒトもモノもすべてが平時より相対的に不足している中で行わなければならない医療」と置き換えて考えることができる。このような状況で普段と同じ要領で医療を行い何の工夫もしなければ，平時であれば助けられる命を多数失うことになるであろう。実際，阪神・淡路大震災の際には，6,433名の死亡者のうち，500名は，「防ぎえた災害死（平時のレベルの救急医療が提供されていれば，救命できたと考えられる災害死）」の可能性があったと報告されている[1]。この大震災における苦い経験を教訓として，種々の災害医療体制が本格的に整備されてきた。すなわち，災害医療とは，災害時の医療行為の内容そのものがことさらに特殊だというわけではなく，災害時でも最大多数を救うために，いかに平時に近い医療を提供できるかという普段からのシステム作りが主たる内容である。このような考え方のもと，構築されてきたわが国の災害医療体制を理解していくにあたり，まず災害医療に従事するすべての者が知っておくべき代表的な考え方を紹介する。

（2）災害医療に必要な考え方
a）CSCATTT

CSCATTT とは，災害医療の専門用語として最もよく知られているもので後述の頭文字をとったものである。出典は英国の災害医療研修コース，MIMMS（Major Incident Medical Management and Support）であるが，わが国の種々の団体の災害医療研修でもほぼ必ず教えられている。この考え方の要旨は，平時であれば医療を行う際にまず先に確立されているはずの組織管理体制の部分（例えば，指揮命令系統や病院の安全確保）ですら，災害時は確立できていないことがあるため，まずやるべきことは組織管理体制の構築であり，それが構築されて初めて医療

を行うことができるという考え方である。

組織管理体制		医療部門	
C：Command & Control	指揮・調整	T：Triage	トリアージ
S：Safety	安全	T：Treatment	治療
C：Communication	情報	T：Transport	搬送
A：Assessment	評価		

①Command & Control：災害時には普段と違い必要な人員が欠けていることが往々にしてある。その現場にいる者の中で迅速に組織の指揮・調整体制を構築する必要がある。

②Safety：自分の安全や周囲の安全を，まず確立しなければならない。

③Communication：災害時に最も確保が困難でありかつ，最も重要な情報伝達手段を確立し，正確な情報を収集する。

④Assessment：上記により得られた情報をもとにきちんとした評価を行うことで，初めて具体的な医療のことを考えることができる。

　医療としては，まず Triage（後述）を行い，患者の治療優先順位をつけた上で，Treatment を行う。そして必要であれば，Transport を行っていく。

　災害の混乱時に，ともすれば自分のやるべきことを見失うことがある。しかし病院に限らず，どの場所にいても，常にこの順番で物事を考えることで，抜けのない効果的な医療が行えるという考え方である。

　災害医療に従事する者は，いかなる現場でも常にこの考え方を使っていくことが望ましい。以降，CSCA が確立された上で医療従事者が行う TTT について述べていく。

b）トリアージ（Triage）

①トリアージとは

トリアージとは，災害時に，最大多数の傷病者に最善の治療を提供するために，限りある医療資源を最大限に活用し，傷病者の緊急度や重症度を評価し，治療や搬送の優先順位の決定を行うこととされている[2]。

では，なぜトリアージが災害時に必要なのだろうか。平時の医療の際には，予想されるニーズに対して相応の医療資源が準備されているため，来た順番に医療を施すことが可能なことも多い。しかし，災害時には，準備している医療資源を凌駕するニーズが生じる。この際，来た順番に軽症症例の治療を行い，重症症例を後回しにしてしまうと，平時であれば助けられる命を失ってしまいかねない。このような状況下では，最大多数の命を救うために，命の危険が迫っている緊急度の高い症例（後述する最優先治療群）を早く見つけだし，これに対して集中的に医療資源を投じるためにトリアージを行う。なぜなら，中等症，軽症者は，治療を後回しにしたとしても，幸い命を失う可能性は低いからである。また同様に救命困難と判断した群に対しても，医療資源不足を理由に治療を行わないという判断をすることもある。ただし，この救命困難群に対して治療を行うか行わないかはその時の状況により判断されるべきで，必ず行わないということではない。

歴史的には災害時に行われはじめたトリアージであるが，現在では，平時の救急外来でも患者の状態評価および治療の優先順位決定を目的に，病院内トリアージが一般的に施行されている。しかし，本稿では災害時のトリアージに特化して詳述していく。

②トリアージの考え方，方法

ⅰ）ふるい分け（一次トリアージ）

多数傷病者がいる場合は，まず緊急度別におおまかに「ふるい分け」

（一次トリアージ）を行う。トリアージの結果，4 つのカテゴリーに分類
する。色では赤，黄，緑，黒に分け，それぞれが，Ⅰ，Ⅱ，Ⅲ，0 の区分
に相当する。

　ⅱ）並び替え・順位づけ（二次トリアージ）

　次にその同じ緊急度のカテゴリーの傷病者の中で，並べ替え・順位づ
けにより治療の順番を決定していく（**図 2-1**）[2]。

　ⅲ）一次トリアージと二次トリアージの運用方法

　トリアージを行っていく際に，DMAT では一次トリアージと二次ト
リアージの 2 段階で実施されるのが原則である。一次トリアージは
START 法（Simple Triage And Rapid Treatment；DMAT ではわが国
で開発された START 変法が用いられている），二次トリアージでは
PAT 法（Physiological and Anatomical Triage）を用いるとされている
が，医療資源や時間が不足している場合は，一次トリアージが反復され
ることもある。

　ⅳ）一次トリアージ：START 変法

　主に生理学的指標による緊急度区分への分類。迅速性が特徴（**図 2-
2**）[3]。

　ⅴ）二次トリアージ：PAT 法

　理論的には，同一トリアージ区分内において，優先順位を決めるため
のもの。傷病者評価の精度向上を目的としているため，比較的時間に余
裕のある場合に実施される。4 段階の構成から成る（**表 2-1**）[4]。

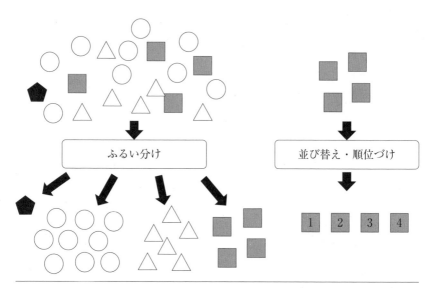

図 2-1　ふるい分けと並び替え・順位づけの概念

1. 歩行可能な患者を緑（保留群）に区分する。
2. 歩けない患者のA（気道）B（呼吸）C（循環）D（意識状態）の順に評価し，黒（救命困難群もしくは死亡群），赤（最優先治療群），黄（待機的治療群）に区分する。
3. START変法を実施する上でのポイント
   ・30秒以内にカテゴリーを判定する。
   ・カテゴリーが判定できた時点で評価は終了となる。
   ・トリアージの最中は，治療をしないことが原則。しかし，気道の確保と止血は必要であれば実施する。
   ・以下にあげる明らかな循環不全の徴候を認めた場合は，撓骨動脈が触知できても区分1（赤）に分類することを許容する〔皮膚の蒼白，冷汗あり。末梢動脈を触知するが微弱。頻脈（120回/分）以上〕。
   ・意識状態評価は，離握手の可否で評価。手を握るよう，離すように命令し，どちらとも可能であれば黄，そうでなければ赤と判断。

（文献2より引用，改変）

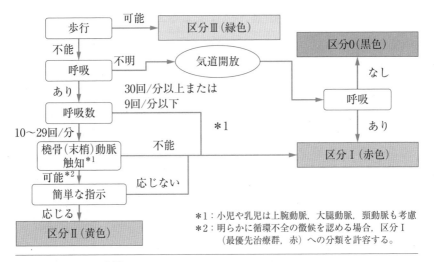

図 2-2　START 変法
（文献 3 より引用改変）

第 1 段階（生理学的評価）：意識，気道，呼吸，循環，体温の各指標で 1 項目でも異常に該当すれば赤（区分 1）と判定する。

第 2 段階（解剖学的評価）：JPTEC™などの外傷初期診療評価方法を用いる。**表 2-1** に示すような所見や診断が考えられる場合には赤に属すると判定する。いずれかの段階の 1 つでも赤と判定された場合は赤と分類する。

第 3 段階：受傷機転の評価を行う。**表 2-1** に示すような受傷機転である場合は，その時点で軽症に見えても黄（区分 2）と判断する。

第 4 段階：災害要援護者に該当する場合は，必要に応じ分類変更を考慮する。

表2-1 生理学的・解剖学的評価（PAT）による二次トリアージ

区分	評価内容	傷病状態および病態	優先順位の判断（トリアージ）
第1段階	生理学的評価	意　識：JCS 2桁以上 呼吸音：10回/分未満または30回/分以上 　　　：呼吸音の左右差 　　　：異常呼吸 脈拍数：120回/分異常または50回/分未満 血　圧：収縮期血圧90 mmHg未満または収縮期血圧200 mHg以上 SpO₂：90%未満 その他：ショック症状 体　温：35℃以下	左記該当する場合には，赤（区分Ⅰ）と判断する
第2段階	解剖学的評価	・開放性頭蓋骨陥没骨折 ・外頸静脈の著しい怒張 ・頸部または胸部の皮下気腫 ・胸郭の動揺，フレイルチェスト ・開放性気胸 ・腹部膨隆，腹壁緊張 ・骨盤骨折（骨盤の動揺，圧痛，下肢長差） ・両側大腿骨骨折（大腿の変形，出血，腫脹，圧痛，下肢長差） ・四肢の切断 ・四肢麻痺 ・頭部，胸部，腹部，頸部または鼠径部への穿通性外傷（刺創，銃創，杙創など） ・デグロービング損傷 ・15%以上の熱傷，顔面または気道の熱傷を合併する外傷	
第3階段	受傷機転	・体幹部の挟圧 ・1肢以上の挟圧（4時間以上） ・爆発 ・高所墜落 ・異常温度環境 ・有毒ガスの発生 ・汚染（NBC）	左記に該当する場合には，一見軽症のようであっても黄（区分Ⅱ）以上と判断する
第4段階	いわゆる要援護者（災害弱者）	・小児 ・高齢者 ・妊婦 ・基礎疾患（心疾患，呼吸器疾患，糖尿病，肝硬変，透析患者，出血性疾患等） ・旅行者	左記に該当する場合には，必要に応じて黄（区分Ⅱ）と判断する
			上記以外を緑（区分Ⅲ）と考える

（文献3より引用改変）

vi）予後絶対不良傷病者の扱い

　平時の医療でも救命困難が予想されるような症例（例えば80％以上の広範囲熱傷や，すでに瞳孔が散大し脳ヘルニアが疑われる重症頭部外傷症例）においては，医療資源が不足する場合は治療の優先順位を後回しにする，もしくは治療をしないという選択肢をとらざるを得ないことがある。

③トリアージの実施場所

　災害時のトリアージは，現場から病院搬入時，搬入後に至るまで何回でも繰り返して実施されるべきである。理由は患者の状態や医療資源の状況は時間を追って変化するからである。したがって，実施場所としては，災害現場，傷病者集積場所（災害発生現場から現場救護所まで距離がある場合に災害発生現場の近くに設置される場所），現場救護所，病院前，病院内などが想定される。

④トリアージ実施者

　トリアージは，それを習得したものであればいつでも誰でも施行しえる。しかし，実際には，まず救助隊員，救急隊員により災害発生現場や傷病者集積場所において一次トリアージが行われることが多い。次いで現場救護所や病院前において，医師，ないしは看護師によるトリアージ（一次もしくは二次）が行われることが一般的である。

⑤トリアージタグ

　トリアージを行う際は，その結果をトリアージタグに記入する（図2-3）。

　タグ番号，氏名，年齢，住所などの基本患者情報のみならず，患者の観察結果，治療内容を書き込めるようになっており，災害現場のカルテになりうる。判定したトリアージカテゴリーに沿った色が残るようにタグをもぎることで，遠くからでもカテゴリーが容易に視認できる。

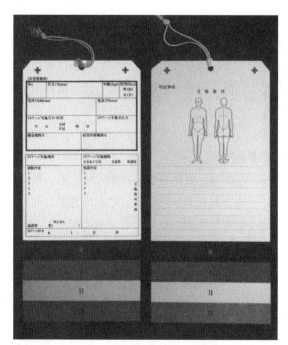

図2-3 トリアージタグ（日本赤十字社）

トリアージタグ作成および運用のポイント
・通常，2人一組でトリアージを行う。一人が患者に接触しトリアージ
　を実際に行い，もう一人が結果を記入し，患者に装着する。
・トリアージの目的は速やかな赤の抽出にあるため，記載は簡潔に必要
　最小限行う。ただし，カテゴリー判定の根拠は必ずわかるように記載
　する。
・トリアージタグの記載部分は3枚の複写式になっている。通常，この
　1枚目は消防現場指揮所が保管，2枚目は消防などの搬送機関が医療
　施設搬入時に回収，3枚目は収容機関が情報管理に活用する。

表 2-2　現場で考慮すべき安定化治療

異常	対応する主な処置
A（気道）	気道確保，気管挿管，外科的気道確保
B（呼吸）	酸素投与，緊急脱気，胸腔ドレナージ，（陽圧）換気，気管吸引
C（循環）	止血（圧迫，エスマルヒ緊縛），骨盤簡易固定（シーツラッピング）静脈路確保，輸液，薬剤投与，気管挿管
D（中枢神経）	酸素投与，気道確保（気管挿管），薬剤投与
E（体温，体表）	体温管理など
Cr（圧挫症候群）	大量輸液など

（文献3より引用，改変）

c）治療（Treatment）

　本項では災害時の外傷の治療について述べる。外傷については災害時であっても原則的に JATEC™（外傷初期診療ガイドライン），JNTEC™（外傷初期看護ガイドライン）JPTEC™（外傷病院前救護ガイドライン）に基づいた観察と治療を行う。しかし，災害時の観察は，例えば現場救護所においては PS（プライマリーサーベイ）のみしか施行しえない。また，根本的治療をできる状況でない場合は，バイタルサインを安定させることのみに着目した最低限必要な治療のみにとどめる。このような治療を，安定化治療という。安定化治療を行った後に速やかに根本的治療を行える施設への搬送を考慮する（**表 2-2**）。

　この表中で，上記の外傷ガイドラインと違う部分は，通常の ABCDE の観察の後に，クラッシュ症候群（圧挫症候群）[注]を意味する Cr が挿入されていることである。クラッシュ症候群は急変する可能性があるため，

観察を怠らないようにする。

d）搬送（Transport）

　治療により安定化を得た患者は速やかな搬送を考慮する。しかし，大災害時には搬送ニーズが資源を凌駕していることが多く，容易ではない。このような場合には搬送の順位づけをする必要がある。優先順位が高い患者は①赤の内，安定化が得られない症例，②安定化を得るために大量の医療資源が必要な症例（酸素や輸液など）である。安全な搬送のためにパッケージングという確認作業を行う（バックボード固定の是非，頸椎・頸髄損傷の有無，四肢神経所見の確認，施行した処置やチューブ固定の確認，鎮痛，鎮静）。

2．災害時に遭遇する病態

　災害時に想定しておくべき病態を表2-3[5]に示す。

　自然災害においては外傷のみならず，慢性期にストレスや環境変化によりさまざまな病態が平時に増して出現することを急性期の時期から想定して，予防を行っていくことが重要である。

　人為災害においては，災害の種類により外傷の内容が多彩であり，そ

注）クラッシュ症候群
　地震の際に家屋や家具の倒壊により身体の一部が長時間挟まれることにより筋肉が圧挫される（Crush injury）。その後，救出された際に，それまで会話が可能であった患者が突如心肺停止に至る。これは，圧挫され阻血状態にあった患肢が救出され，再灌流した際に高カリウム血症やショックを招来するためである。その他，再灌流障害によって続発するコンパートメント症候群，横紋筋融解症や腎不全等の全身的病態をまとめてクラッシュ症候群と呼ぶ。阪神・淡路大震災では372例の報告があり，うち50人が死亡している。特徴的所見として，①重量物に長時間挟圧されたエピソード，②患肢の運動知覚麻痺，③黒～赤褐色尿があげられ，このような所見を認めた患者は，治療，搬送を急がなければならない。現場においては，大量輸液やメイロン，マニトールの投与が考慮されるとともに，気道確保や除細動の準備をしておく。

表2-3　災害時に想定しておくべき病態

災害の種類		急性期		慢性期	
		要因	疾病	要因	疾病
自然災害	地震	直接的外力 遅発性	圧挫症候群，機械的外傷（頭部，胸部，腹部，骨盤，脊椎，四肢），循環血液減少性ショック，窒息，熱傷 脱水，低体温，創部感染，敗血症	ストレス環境変化	慢性疾患の悪化（糖尿病，高血圧） 深部静脈血栓症，うつ病，災害関連疾患，呼吸器疾患，廃用症候群
	津波	直接的外力 汚水（細菌，化学物質）	機械的外傷 溺水　津波肺，創部感染，破傷風	ストレス環境変化	地震と同じ 地震と同じ
	台風，洪水	直接的外力 落下物 汚水 土石流	機械的外傷 転落，電撃傷 溺水 窒息	衛生環境悪化媒介動物繁殖	水系感染症（赤痢，コレラ，カンピロバクター感染症） 細菌性食中毒，ウイルス性下痢症，A型肝炎，細菌性赤痢，アメーバ赤痢，コレラ，腸チフス，パラチフス，ポリオ，マラリア，デング熱，出血性黄疸
	火山噴火	直接的外力 火砕流 火山性ガス	機械的外傷 熱傷，気道熱傷 ガス中毒，窒息	火山灰 避難所生活 ストレス	アレルギー 塵肺，慢性気管支炎 うつ病
	竜巻	直接的外力	機械的外傷	―	―
人為災害	大規模交通事故	直接的外力	外傷（頭部，胸部，腹部，骨盤，脊椎，四肢），圧挫症候群	ストレス	PTSD
	爆発	直接的外力 有毒ガス	外傷，鼓膜破裂，熱傷，一次〜三次的爆風傷 ガス中毒	ストレス	PTSD
	化学物質	有毒ガス	ガス中毒	後遺症 ストレス	神経障害 PTSD
	放射線	外部被曝	放射線熱傷，急性放射線症候群（骨髄破壊，腸管障害，皮膚障害）	後遺症 内部被曝・遺伝子異常	ケロイド 発がん（白血病，甲状腺がん，その他の固形がん）

（文献5より引用）

れぞれに対する基礎的知識を持っておく必要がある。慢性期にはストレスにより生じる PTSD などの精神関連疾患に注意が必要である。

　以下，前述したクラッシュ症候群を除く，災害時の代表的な疾患，概念について記す。

（1）静脈血栓塞栓症（エコノミークラス症候群）

　榛沢は新潟中越地震において車中泊をした5万人の被災者の中に静脈血栓塞栓症が多発し，死亡例が出たこと，死亡例（6名）が全員50歳以下の女性であったことを報告した[6]。狭い空間で動かず，水分摂取が不足したことが原因である。この教訓から以降の地震における車中泊は激減し，避難所での飲水指導，運動指導が行われたが，依然，血栓塞栓症は多発していた。そこで榛沢らが避難所への簡易ベッドの導入を働きかけたところ，関東・東北豪雨災害（2015 年）では簡易ベッド使用率と静脈血栓塞栓症発生率が逆相関した。これらの事実より医療従事者は簡易ベッドの重要性を知っておくことが望まれる。

（2）災害関連死
a）定義・現状

　災害が直接の原因ではなく，避難所・仮設住宅などでの生活環境の変化や，過労・心労などの間接的な原因で死亡した場合をいう。その判断は，各市区町村が設置する機関が行う。東日本大震災の災害関連死者数は，1 都 9 県（2018（平成 30）年 3 月 31 日現在）で 3,701 人であり，2018（平成 30）年にも認定例が出てきているのが現状である[7]。

　また，自治体によって災害関連死の申請に対して認定をされた割合が異なっており，地域による格差が懸念されている。

b）災害関連死の原因

　復興庁の報告によれば，災害関連死をきたした原因を，

① 避難所等への移動による精神的および肉体的疲労によるもの

② 避難所生活による精神的，肉体的疲労によるもの

③ 病院機能停止による初期医療の遅れによるもの

などに分類している。例えば，東日本大震災では避難所での断水の影響が大きかった。水洗トイレが使えないことにより，高齢者が水分摂取を控え，脱水をきたしたことで，血液粘稠度が上昇し心筋梗塞や脳梗塞を発症した。ストレスによる心負荷により心不全が悪化した。歯磨きや義歯洗浄が不十分であったために，誤嚥性肺炎をきたし亡くなる事例もあった[8]。

　また，2007（平成 19）年新潟県中越地震での災害関連死が認定された具体的事例は，

① ストレスによる身体の異常（心筋梗塞，脳梗塞，脳内出血など）

② 不衛生な環境による身体の異常（肺炎など）

③ 栄養不足や食欲不振による衰弱死

④ 車中泊中の静脈血栓塞栓症（エコノミークラス症候群）

⑤ 災害復旧作業中の過労死

⑥ 地震による疲労が原因の交通事故死

のような事例があった。東日本大震災では，自殺例も関連死と認定された例がある。

　今後きたるべき大災害に備えて，これらの災害関連死が減るように制度やシステムの整備が一歩一歩行われている。

（3）災害後の心的ストレス

　＊第 8 章参照のこと。

3. わが国の災害医療体制と今後の展望

（1）阪神・淡路大震災以降に整備された体制

　わが国の災害医療体制の構築は，6,433名の犠牲者が出た阪神・淡路大震災（1995）以降に始まった。「防ぎ得る災害死をゼロに」というポリシーの下，国は特に発災後急性期の災害医療体制の整備を目的として，以下の施策を導入した。

1．災害拠点病院の指定・整備[注1]

2．DMAT（災害派遣医療チーム）の創設[注2]

3．EMIS（広域災害・救急医療情報システム）の創設[注3]

注1）災害拠点病院

　1996年に当時の厚生省の発令によって定められた「災害時における初期救急医療体制の充実強化を図るための医療機関」で，次のような機能を備える。
①24時間いつでも災害に対する緊急対応でき，被災地域内の傷病者の受け入れ・搬出が可能な体制をもつ。②実際に重症傷病者の受け入れ・搬送をヘリコプターなどを使用して行うことができる。③消防機関（緊急消防援助隊）と連携した医療救護班の派遣体制がある。④ヘリコプターに同乗する医師を派遣できることに加え，これらをサポートする，十分な医療設備や医療体制，情報収集システムと，ヘリポート，緊急車両，自己完結型で医療チームを派遣できる資器材を備えている[8]。
注2）災害派遣医療チーム（Disaster Medical Assistance Team：DMAT）

　災害急性期（おおむね48時間以内）に活動できる機動性をもった，専門的な研修・訓練を受けた災害派遣医療チームであり，病院支援，域内搬送，現場活動，後方支援，広域医療搬送などの活動を行う。チームの基本構成は医師2名，看護師2名，事務員1名の計5名。2017年現在，全国に約1,500チーム，10,000名を超える隊員がいる。
注3）広域災害・救急医療情報システム：イーミス（Emergency Medical Information System：EMIS）

　災害時に被災した都道府県を越えて医療機関の稼動状況など災害医療に関わる情報を共有し，被災地域での迅速かつ適切な医療・救護に関わる各種情報を集約・提供することを目的とし，以下の機能を有する。①各都道府県システムにおける全国共通の災害医療情報の収集，②医療機関の災害医療情報を収集，災害時の患者搬送などの医療体制の確保，③東西2センターによる信頼性の高いネットワーク構成，④平常時，災害時を問わず，災害救急医療のポータルサイトの役割[9]。

　つまり，災害拠点病院の指定により重症患者を受けとめる受け皿を作り，医療資源が不足している被災地に迅速に活動できる医療チーム（DMAT）を動員する，そして最も大切な情報のやり取りのためにEMIS が導入された。また，DMAT 以外の団体も医療救護班の整備に努めた。そして，いみじくも東日本大震災でその成果が試されることとなった。

（2）東日本大震災の教訓と改善策

　東日本大震災においては，上述した体制が発揮され，DMAT のみならず，日本赤十字社，国立病院機構，日本医師会災害医療チーム，大学病院，日本病院会，全日本病院協会，日本歯科医師会，日本薬剤師会，日本看護協会等の多数の医療関連団体により，2011 年 10 月 7 日現在，累計 2,589 チーム，12,115 人が派遣された[10]。しかし，阪神・淡路大震災を受けて想定していた多数の外傷患者は生じなかったため，DMATの外傷対応能力を十分には活かせず，むしろ中長期的な慢性疾患に対するニーズが大きいことが際立った災害であった。他のさまざまな課題も検討された結果，2012 年，厚生労働省は新たな目標を「災害時における医療体制の充実強化について」という通知の形で発出した。

　この通知により，今まで行われてきた施策のさらなる充実に加えて，新規のものとして，普段地域のことに詳しい保健所と医療の連携を強化すること，災害医療コーディネート体制の整備，病院災害対策マニュアルの整備，死体検案体制の整備等が明記された。

　保健所と医療の連携を示す例としては，2018 年 7 月の西日本豪雨の際に，岡山県倉敷市には保健所長を長とする倉敷地域災害保健復興連絡会議（通称 KuraDRO：クラドロ）が立ち上がった。この組織は，倉敷保健所，岡山県備中保健所，厚生労働省，県，DMAT，日本医師会，日本赤

表2-4　災害時における医療体制の充実強化について

| 1. 地方防災会議棟への医療関係者の参加の促進 |
| 2. 災害時に備えた応援協定の締結 |
| 3. 広域災害・救急医療情報システム（EMIS）の整備 |
| 4. 災害拠点病院の整備 |
| 5. 災害医療に係る保健所機能の強化 |
| 6. 災害医療に関する普及啓発，研修，訓練の実施 |
| 7. 病院災害対策マニュアルの作成等 |
| 8. 災害時における関係機関との連携 |
| 9. 災害時における死体検案体制の整備 |

（平成24年3月21日　厚生労働省医政局長通知　医政発0321
第2号より抜粋）[11]

十字社，全日本病院協会，国際医療ボランティア（AMDA）等，官民合同の保健医療連携のための会議体である。この地区に支援に来た医療保健関連団体はすべてこの会議体に属し，全体のコーディネーションの中でチーム医療が行われた。

　災害医療コーディネート体制の整備としてまず行われたことは，災害医療コーディネーターの設置である。災害医療コーディネーターとは，災害時に，都道府県，市町村，保健所の保健医療調整本部などにおいて，被災地の保健医療ニーズの把握，保健医療活動チームの派遣調整等に係る助言および支援を行うことを目的として，都道府県により任命された者である。任命される人は，平時から当該都道府県における医療提供体制に精通しており，専門的な研修を受け，災害対応を担う関係機関などと連携を構築している者が望ましいとされている[12]。

　大災害において都道府県保健医療調整本部が立ち上がった際には，この本部の中に，災害医療コーディネーターが配置される。この保健医療調整本部には，通常DMATや日本赤十字社，日本医師会などの団体の

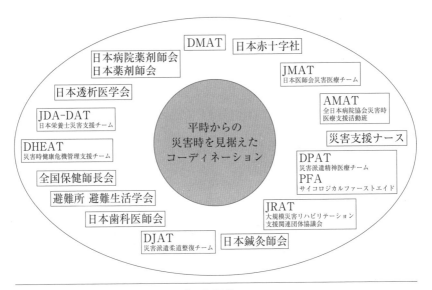

図 2-4　災害医療を支えるさまざまな組織
注)すべてを網羅できているわけではないことに注意されたい。

リエゾンも詰めており，災害医療コーディネーターの下で多種組織の支援活動の調整が行われる。また，都道府県災害医療コーディネーターのみならず，二次医療圏単位においても地域災害医療コーディネーターの委嘱が現在進められている。

(3) 災害医療に対する多職種による連携

　本章ではこれまで，災害医療の理解のために主に急性期災害医療について説明をしてきたが，実際は，慢性期におけるさまざまな疾病の予防，治療も他章に記されているように非常に重要である。急性期から慢性期にかけてシームレスに被災地を支えていくためには，多職種による平時からの連携が欠かせない。図 2-4 の如く，東日本大震災以降，災害医療

に係る医療関連の公的団体の種類や規模は飛躍的に増大してきており，平時から災害時の体制作りに尽力されている。NGO もさらに多数の団体が災害時に向けて備えを進めている。これらの団体が，前節で述べた災害医療コーディネート体制の中でおのおのの役割を果たそうとしている。また，組織間連携は，単に組織同士の関係を強化するだけではない。国レベル，地方自治体レベル，各二次医療圏レベルといったように各レベルでの調整が必要である。

　本章の冒頭で述べたように，災害医療は，「災害時にいかに平時の医療に近い医療を提供できるか」が肝である。そのためには，各団体の特色を活かすことが必要で，そのためのコーディネーションの良し悪しがカギとなる。多くの方々により，平時からたゆまない努力が行われている。

引用文献

1) 大友康裕：災害時における広域緊急医療のあり方に関する研究．平成 16 年度厚生労働科学研究「新たな救急医療施設のあり方と病院前救護体制の評価に関する研究」．2005.
2) 勝見敦：災害急性期・亜急性期の看護　トリアージ・応急処置・搬送法．小原真理子，編：災害看護学・国際看護学，pp. 95-118，放送大学教育振興会，2014.
3) 平成 30 年度日本 DMAT 隊員養成研修資料，トリアージ，スライド 18.
https://www.wds.emis.go.jp/dmatshiryo/training/text/05.dmat_training_
text_2018.pdf?r=2820115729145950684.（2019 年 1 月 14 日アクセス）
4) 日本集団災害医学会監：日本集団災害医学会 DMAT テキスト編集委員会，編　増補版 DMAT 標準テキスト，pp. 41-46，へるす出版，2012.
5) 小原真理子：災害医療の基礎知識．浦田喜久子，編：系統看護学講座 統合分野　災害看護学・国際看護学（第 3 版）．p. 21，医学書院，2017.
6) 榛沢和彦：災害後のエコノミークラス症候群と簡易ベッド．小井土雄一，石井美恵子，他編：多職種連携で支える災害医療（第 1 版）．pp. 88-90，医学書院，2017

7) 復興庁：東日本大震災における震災関連死の死者数（平成30年9月30日現在調査結果）
http://www.reconstruction.go.jp/topics/main-cat2/sub-cat2-6/20181228_kanrenshi.pdf.（2019年1月13日アクセス）

8) 小原真理子：災害医療の基礎知識．浦田喜久子，編：系統看護学講座 統合分野 災害看護学・国際看護学（第3版）．p.23, 医学書院．2017.

9) 国立病院機構災害医療センター：災害拠点病院とは
http://www.nho-dmc.jp/disaster/saigaikyoten.html.（2019年1月14日アクセス）

10) 広域災害救急医療情報システム（EMIS）ホームページ
https://www.wds.emis.go.jp/topcontents/W01F14P.pdf.（2019年1月14日アクセス）

11) 厚生労働省：災害医療等のあり方に関する検討会報告書．p.1　2011.10

12) 厚生労働省：参考資料1災害医療コーディネーター活動要領の概要
https://www.mhlw.go.jp/content/10800000/000478174.pdf（2019年10月17日アクセス）

参考文献

・Simon Carley：Major Incident Medical Management and Support, Blackwell Publishing, 2005
・平成30年度日本DMAT隊員養成研修資料．トリアージ．
・平成30年度日本DMAT隊員養成研修資料．クラッシュ症候群．
https://www.wds.emis.go.jp/dmatshiryo/training/text/07.dmat_training_text_2018.pdf?r=8041018350019976243.（2019年1月14日アクセス）
・消防庁：平成16年（2004年）新潟県中越地震（確定報）．2009.
http://www.fdma.go.jp/data/010909231403014084.pdf.（2019年1月13日アクセス）
・小井戸雄一：新しい災害医療体制．小井戸雄一，石井美恵子，他編：多職種連携で支える災害医療（第1版）．医学書院．2017

3 | 災害と情報，法と制度

神﨑初美

《**目標＆ポイント**》
(1) 災害や災害医療に関する法制度と国の災害対策について学ぶ。
(2) 避難に関する必要な知識と行動について学ぶ。
(3) 災害時に発信される情報と，必要となる情報収集の方法と内容について学ぶ。
(4) 災害時の情報に関する特徴と起こりやすい問題とその対策について学ぶ。
(5) 災害時に有効な通信手段について学ぶ。
《**キーワード**》 避難勧告，法律，デマ，風評，ライフライン

　第3章では，災害時に被災者を支援する場合や，受援される場合にも，知っておくべき法令と制度について学ぶ。また，災害時，途絶し回復する際に起こる「情報」の課題と，その対応に関して受講生自身が得ておくべき知識と，するべき行動について考える機会としたい。

1. 災害や災害医療に関する法と制度，国の災害対策[1)2)]

　災害時の法制度について考える前に，基本的人権主義，民主主義，平和主義を三大原理として掲げている日本国憲法と災害との関係について知っておく必要がある。日本国憲法は，法律や政令，省令，規則の頂点として国が国民に対して遵守を求めるもので，国は憲法に基づいて統治されていると位置づけられている（立憲主義）。

　日本国憲法の第13条は，「すべて国民は，個人として尊重される。生

命，自由及び幸福追求に対する国民の権利については，公共の福祉に反しない限り，立法その他の国政の上で，最大の尊重を必要とする」と定めている。また，憲法第 25 条では，「すべて国民は，健康で文化的な最低限度の生活を営む権利を有する。国は，すべての生活部面について，社会福祉，社会保障及び公衆衛生の向上及び増進に努めなければならない」と定めている。

　災害と日本国憲法の関係については，災害時にもこの日本国憲法に基づき，個人の尊重，生命の尊さを保護し保障するために，防災・災害時対策に関する法令・制度が必要となるわけである。**表 3-1** に示されるように，それぞれの法令・制度には，対象があり防災に関するもの，災害時の対策に関するもの，特定の災害に関するものがある。特に，災害対策基本法は，国民の生命，身体および財産を災害から保護し，社会の秩序の維持と公共の福祉の確保に資することを目的としている。

　さらに，災害対策基本法は一般法であり，災害医療に関しては特別法として災害救助法が存在する。災害救助法では，避難所の供与，その後の応急仮設住宅の供与，炊き出しその他による食品の給与および飲料水の供給，医療および助産，応援のために支弁した費用に関する救助を実施する。

（1）災害対策基本法

　災害対策基本法は，1959（昭和 34）年の伊勢湾台風を契機に 1961（昭和 36）年に制定された，わが国の災害対策関係法律の一般法である。この法律は，防災体制や災害対策全体を体系化し，総合的，かつ計画的な防災行政の整備及び推進を図ることを目的として制定された。

　法の概要としては，①防災に関する責務の明確化，②総合的防災行政の整備，③計画的防災行政の整備，④災害対策の推進，⑤激甚災害に対

処する財政援助等，⑥災害緊急事態に対する措置がある。①〜⑥それぞれの具体的実践は以下のとおりである。

①防災に関する責務の明確化：防災計画・災害の備えに関する住民への啓発・防災活動

②総合的防災行政の整備：防災に関する組織化（災害対策本部・国や地方の防災会議）

③計画的防災行政の整備：中央防災会議による防災基本計画，指定行政機関や公共機関による防災業務計画

④災害対策の推進：災害予防，災害応急対策，災害復旧という段階ごとの実施主体の果たすべき役割や権限の限定

例：市町村長による避難指示，警戒区域の設定，応急負担等の権限付与

＊基本的には市町村が防災対策の第一次的責任を負う。

⑤激甚災害に対処する財政援助等：原則として実施責任者負担だが激甚災害時は特別財政援助

⑥災害緊急事態に対する措置：災害緊急事態の布告とともに緊急災害択作本部の設置，緊急措置（流通販売の統制による生活必需物資の配給等の制限，金銭債務の支払い猶予，海外からの支援受け入れに係る緊急政令の制定）

（2）災害救助法[3]

災害救助法は，災害に際して，国が地方公共団体，日本赤十字社その他の団体および国民の協力の下に，応急的に，必要な救助を行い，災害にかかった者の保護と社会の秩序の保全を図ることを目的に 1947（昭和 22）年に制定された。災害救助法による救助は，都道府県知事が行い，市町村長がこれを補助する。なお，必要な場合は，救助の実施に関する

事務の一部を市町村長が行うこととすることができる。

　適用基準として，災害救助法による救助は，災害により市町村の人口に応じた一定数以上の住家の滅失がある場合等に行う。

①避難所の供与（災害救助法第4条1項）：災害発生に伴い，指定避難所を開設し，不足する場合は必要な避難所の確保を図る。原則として，学校，公民館，福祉センターなどの公共施設などを利用する。指定された時点でバリアフリー化が望ましい。困難な場合は，高齢者・障害者が利用しやすいよう，障害者用トイレ，スロープなどの仮設に配慮する。円滑な救助活動を実施するため，救助活動拠点となる施設または土地の確保にも配慮して設置する。

②応急仮設住宅の供与（災害救助法第4条1項）：災害が発生したとき，速やかに法による応急仮設住宅の必要数を把握し，建設業者団体等の協力を得て，建設する。災害の発生日から20日以内に着工し，速やかに設置するよう努めることが記されている。応急仮設住宅の設置に代えて民間賃貸住宅の居室の借り上げを実施することもできる。法による応急仮設住宅を供与できる期間は原則2年とされているが，現実には多くの被災地でさまざまな理由により延長となっていることが多い。

③炊き出し，その他による食品の給与および飲料水の供給（災害救助法第4条2項）：災害が発生したとき，備蓄物資を利用するほか，必要に応じて避難所に収容された者，住家に被害を受けて炊事のできない者，被害を受けて近隣に避難している者に対して速やかに炊き出しその他の食品給与を行う。

④医療（災害救助法第4条4項）：災害により医療機関が喪失，機能停止，または当該医療機関の診療可能患者数をはるかに超える患者が発生し，現に医療を必要とし，医療を受けられない者がいるときに，

救護班として行われるものである。医療を必要とするものは，医療を必要に至った原因は問われないし，かかる医療費は免除される。被災者が，救護班以外の医療機関を受診した場合は自己負担となる。また，通常の医療保険診療などが行える場合は，医療は提供されない。本法による医療は，災害時における医療機関の混乱などが回復するまでの空白を一時的に補塡する範囲で応急的な医療にのみ限定されるものである。例外はあるが原則，期間は 14 日以内と定めている。

救護班は，都道府県立または市町村立の病院，診療所，日本赤十字社，日本医師会の医師，薬剤師および看護師などによって編成される。被災都道府県は，自らが編成し得る救護班では十分な援助がなし得ないと判断した場合は，速やかに他の都道府県に対し救護班の派遣要請を行うこととなる。行政機関が混乱し，被災都道府県が自ら派遣要請できない場合は，速やかに内閣府へ連絡し，派遣要請依頼の調整を図ることになる。また，自治体間で相互応援協定が締結されている場合がある。被災した都道府県の要請に基づき，全国知事会の調整のもとに応援（救援救護・災害応急・復旧・復興対策とそれに係る人的および物的支援）が実施される。

⑤助産（災害救助法第 4 条 4 項）：災害が発生した場合には，必要に応じ速やかに救護班を編成・派遣し，次に災害のため助産の途を失った者に対して法による助産を実施する。災害発生の日以前または以後の 7 日を超えた分べんを対象とし，分べんした日から 7 日を超えて実施する場合は，内閣総理大臣と協議する。法による助産は，分べんの介助，分べん前および分べん後の処置，ガーゼ，脱脂綿，その他の衛生材料などの支給の範囲内において行うこと。法による助産のため支出できる費用は，救護班による場合は使用した衛生材料

などの実費とし，助産師による場合は慣行料金の2割引以内の額とする。

⑥応援のために支弁した費用に関する救助（災害救助法第20条）：都道府県知事の統括する都道府県の常勤の職員で当該業務に従事した者の相当するものの給与を考慮して，日当，超過勤務手当，夜勤手当，宿日直手当，旅費などについては各都道府県が定める。

2. 避難に関する必要な知識と行動

（1）避難のタイミングと避難勧告

　災害対策基本法第56条に基づいて，市町村長が呼びかける情報に，避難準備，避難勧告，避難指示がある。避難準備は，災害の発生するおそれが高まり，高齢者・障害者・子どもなど避難に時間を要する人々が，避難行動を始める必要があるときに発令される。これは，決して準備を始めておけばよい時期ではなく，避難に時間を要する人々が避難行動を始めるときである。避難勧告は，災害の発生のおそれが明らかに高まったときに，通常の避難行動ができる人が避難を始める必要がある時に発令される。そして，避難指示は，災害の発生する危険性が非常に高いときに発令される。これは避難勧告よりも拘束力の強いもので，災害対策基本法第60条に基づき市町村長の判断で発令される。発令が遅すぎると逃げ遅れるため，適切な時期に発令することが重要だが，早く発令しても人々が逃げない可能性もあり発令の判断が難しい現実がある。さらに，伝達手段は，防災無線，サイレン，町内会組織や消防団が拡声器や広報車を使っての口頭による伝達になるため，水害や台風時などは雨音で聞こえないといった問題もある。ここ数年は，テレビ報道も重要な手段であるため，テロップで「○○町△丁目□□戸に避難指示」というような具体的内容を繰り返し流すよう変化してきている。

　2018 年 6 月 28 日から 7 月 8 日にかけて，岡山，広島，愛媛などの西日本や北海道，中部地方で起こった 2018（平成 30）年 7 月豪雨の際に，避難準備，避難勧告，避難指示があっても避難しない人々が多かったことや，避難勧告と避難指示の避難区分の明確化が困難であり，「3 段階ではどの段階で逃げるべきか市民にわかりにくい」ことから，大阪市は避難情報の発信区分を 3 段階から「避難準備・高齢者等避難開始」と「避難指示」の 2 段階にしようと動いている。

（2）避難行動を妨げる要因

　人々は，災害の危険性が迫った際には情報を認識し，危険を察知する能力，判断する能力，決断する能力をもち避難行動につなげている。しかし，高齢者や身体障害者，知的障害者など危険を知らせる情報を受け取ることが困難な場合や，察知する能力が不足する場合，または，察知しても救助者に伝えることが困難な場合もある。また，危険を知らせる情報を受け取ることができても行動に移すことが困難な場合もある。このような人々は，避難行動を援助する必要がある。

　通常の避難行動が行える能力があるにもかかわらず，危険認知能力が低く行動に移さない人々がいる。このような人々はなぜ避難行動に移さないのだろう。それには，過去に同じような体験をして問題がなかったから今回も同様の行動をしている人や，危険認知度がそもそも低い人，災害警報の切迫性がない場合などまだ安全だと錯覚している場合などがある。

　災害心理学者の広瀬弘忠は，『人はなぜ逃げおくれるのか―災害の心理学』という著書の中で，「正常性バイアス」という現象について述べている[4]。これは軽微な災害など自身の先行体験が，その後の災害リスクを過小評価させる傾向であったり，周囲の人が逃げなかったら自分も大

丈夫と思ってしまう感覚などのことをいう。

　以前，広瀬氏の「正常性バイアス」についての実験が TV で紹介された。筆者は広瀬氏の講演のなかでもその VTR を見せて頂いたので紹介する。

　実験では部屋の隅から煙が入ってくるのだが 15 人いた被験者は誰も逃げないのだ[6]。煙が充満したタイミングでさすがにまずいと思い逃げだすのだがかなりの時間が経過していて，客観的に見ていても通常の反応ではない結果であることは一目瞭然だった。人は他人の行動に影響されやすいということがわかった。重要なことは，他人に影響されることなく自分に危機が迫っていることをきちんと認識することが必要で，自身で危険を判断できる能力をもち避難行動に移すことである。

3.　災害支援時に必要な情報収集と情報発信

　災害支援は，基本的にはボランティア活動であり，自主性，自発性のもとで行われる尊い活動である。しかし，災害時の支援活動は，被災地や被災者に対して行われる活動であるため被災地の状況をあらかじめ自分自身で情報収集し知っておくことや，被災者への配慮ができること，自分が何のために被災地へ行くのかについて自覚を持っておくことが必要となる。

（1）被災地で災害支援する際の心構えや注意事項について[5]

　被災地支援活動については，「自己完結の姿勢で活動する」という言葉を聞いたことがあるのではないだろうか。これは，すなわち被災地には迷惑をかけないで行動するという意味である。被災地では，被災者やその地元支援者は発災以降ずっと復旧復興のために身を粉にして活動している。災害支援に向かったボランティアが，自分の役割がわからないと

か面倒をかけるとかだと，現地の人々を疲れさせることになる。また，非常識や謙虚さに欠ける言動と態度も被災地の方々を傷つけることになる。平時より災害時にこそ，配慮や気遣いができるよう気を配る必要がある。ボランティアは，宿や寝具や食事を自力で確保する努力が必要である。必要装備は自身で準備する。装備はキャンプへ行くために行う装備と似ている。水は一日 1.5 リットル分必要だが，現地で水が手に入る状況か確認するとよい。災害の種類に応じた装備を考慮する必要がある。水害の場合は，軍手やゴム手袋，ゴーグル，マスク，目薬，うがい薬，長靴などが必要である。夏場の災害では，熱中症対策として帽子・梅干し・塩などが必要になる。またボランティアとして被災地に行く前には，必ず家族や職場など自分の周りの調整を行ってから出かけるように心がける。

（2）支援に出かける前の情報収集[6)

　被災地への派遣が決定し災害支援者として現地に行くのは，少なくとも翌日から数日後と思われるので，この期間にできるだけ被災地に関する情報収集をしておくことが必要である。被災地の被災状況，復興状況，現地の気候や気温，期待されている活動内容，現地までの交通機関や道路状況とアクセスの方法について調べ，被災地域は被災前にはどのような地域であったのか，総人口，地域規模，死亡出生数，高齢化率など保健統計を知っておくことが効果的な支援活動のために必要となる。これらは県や市のホームページに必ず掲載されている。災害の規模や種類，地域特殊性（都会や過疎地，島など），交通機関の状況，医療機関の被害状況の把握が必要である。被災状況に関しては，全壊家屋が多い地域では避難所数や避難者は長期に多くなることが予測できる。避難所の数と場所に関しても県や市のホームページで把握できる。ライフライン（電

気・ガス・水道・電話・インターネット回線）の破壊と復旧状況と見通しを把握することも活動する上で重要となる。

（3）活動現地での情報収集

　活動を始めたら活動場所における情報収集が必要である。被災地では，活動する者は必ず日報やレポートなど記録物を書くことになる。その裏付けとなる情報として，住民の避難状況や更新される被災情報，避難所の組織化の状況，ライフライン状況や見通し，マンパワーの稼働状況，不足物品や環境改善状況，住民のニーズや優先すべき健康問題などの把握が必要である。**表3-1〜3**は，被災地で災害支援する際に用いられている記録物である。**表3-1〜2**は保健師活動マニュアルに掲載されているものでこれまでこれを使うことが多かった。東日本大震災以降は，**表3-3**のようにこの2枚を1枚で記述できるものが作成されている。

（4）活動の原則

　活動の原則としては，①自分自身の身の安全の確保，②情報のもつ意味を理解して行動すること，③被災者の心理的回復プロセスの特徴を理解したうえでコミュニケーションをとり行動する，④自分から出向くアウトリーチに心がける，⑤被災者にかかわる際には当面のニーズを把握した援助を行い，被災者や地元支援者の話を聞きながら支援を行う。支援者が陥りやすいことだが，こちらのしたいことが被災者にとって必要なことであるとは限らないため，よくニーズを把握した柔軟な対応が求められる。ある程度の災害支援をした経験があり支援に慣れている場合には，先の見通しが見えたり熱意からついいろいろ提案し勧めたくなる場合があるが，相手のペースや意向をよく聞きながら進めていくことが必要である。さらに，現地の支援者と接する際には，現地支援者を非難

しないことが重要である。現地支援者は発災以降ずっと活動しており，すでに疲れていることが多く，成し遂げられていないと感じていることも多くある。単に提案するつもりや質問しただけでも，非難されていると受け取られたりする場合がある。繊細な対応と一緒に話し合いながら実践する姿勢と言動が必要となる。注目された災害では特に，気分の高揚から，無理をし過ぎることもある。自己コントロールするよう心がけることも必要である。そして，自分自身の疲労と相手との関係性を考えながら活動することが必要である。

（5）カンファレンスの開催

　災害医療チームの活動では毎日カンファレンスを開催することも重要である。これは，情報共有だけでなく活動を客観的に振り返る，そして課題を発見し検討し解決するために開催が必要となる。被災地では朝夕もしくはそのどちらかで必ずカンファレンスを開催する必要がある。同職種だけでなく多職種からなる災害医療チームが一同を介するカンファレンスは非常に重要である。カンファレンスを重要な活動と位置付けて必ず参加することが必要である。

（6）現地からの情報発信

　被災地で起こっている現状や課題については，被災地外にその内容について発信しなければ改善されない。情報発信する方法としては，毎日記述するレポートや日報，災害医療本部や災害本部へカンファレンスを通じて伝える，もしくは，出向いて現状を伝える。メディアが活動場所にいたら取材を受け発信を依頼する。この時には，間違った情報を流されないように取材をどう記述し発信しようとしているのか確認する必要がある。住民のニーズを優先し検討すべき健康問題がある場合は，健康

相談を実施した回数や内容，簡単な集計と分析を行い記載しエビデンスとし報告する（**表3-1〜3**）。不足物品や環境改善の必要性のある場合も，その内容を記載し報告する（**表3-3**）。

4. 災害時の情報に関する特徴と起こりやすい問題とその対策

災害時のデマ情報や風評被害とその対策

　チリ南部の港町コンセプシオンで起こった津波デマについて紹介する。2006年1月17日午前2時（日本時間同午後2時）ごろ，「津波がくる」というデマ情報に住民がパニックに陥り12,000人が高台に避難する騒ぎとなった。チリ内務省による情報では，漁師の間で「潮が引いたので津波がくるかもしれない」という話が噂となり，このような混乱に陥ったということである。この騒ぎで，68歳の女性が避難中の車中で心臓発作のため亡くなり，避難しようとする住民数50人以上が交通事故に遭うなどの被害を及ぼした。これは2005年12月26日にインド洋スマトラ沖で津波が発生し多くの死傷者を出したその数週間後というタイミングであり，世界中の住民が災害に対する不安が高まっていたことがデマが広がった誘因と考えてよいだろう。このデマ情報によって避難した住民の家に窃盗が入るなど二次的な被害も生んだ。

　阪神・淡路大震災の際にも火事の情報，病院の倒壊情報，物資の配給場所などさまざまなデマ情報によって被災者は混乱に巻き込まれた。東日本大震災においても，窃盗団や性犯罪が起こって町がスラムのようになっているという情報を聞いたうえで，筆者は被災地に入ったが，まったくそのようなことはなかった。災害が起こるといつもこのようなデマや風評が起こっている。真偽を識別するのは非常に困難ではあるが，その話の出所を確認する行動を必ずとるようにし，根拠もはっきりしない

48

表 3-1　避難所の人々の健康状態集計表と分析記録

避難所避難者の状況　日報（共通様式）

活動日	記載者(所属・職名)
年　月　日	

避難所活動の目的:

・公衆衛生的立場から避難所での住民の生活を把握し、予測される問題と当面の解決方法、今後の課題と対策を検討する。

・個人や家族が被災による健康レベルの低下をできるだけ防ぐための生活行動が取れるよう援助する。

	本日の状態					対応・特記事項
配慮を要する人	高齢者	人	うち65歳以上		人	
			うち要介護認定者数		人	
	妊婦	人	うち妊婦健診受診困難者数		人	
	産婦	人				
	乳児	人				
	幼児・児童	人	うち身体障害児		人	
			うち知的障害児		人	
			うち発達障害児		人	
	障害者	人	うち身体障害者		人	
			うち知的障害者		人	
			うち精神障害者		人	
			うち発達障害者		人	
	難病患者			人		
	在宅酸素療養者			人		
	人工透析者			人		
	アレルギー疾患児・者			人		
服薬者数	服薬者	人	うち高血圧治療薬		人	
			うち糖尿病治療薬		人	
			うち向精神薬		人	

	人数の把握	総数	うち乳児・幼児	うち妊婦	うち高齢者	
有症状者数 感染症症状	下痢	＿＿人	＿人	＿人	＿＿人	
	嘔吐	＿＿人	＿人	＿人	＿＿人	
	発熱	＿＿人	＿人	＿人	＿＿人	
	咳	＿＿人	＿人	＿人	＿＿人	
その他	便秘	＿＿人	＿人	＿人	＿＿人	
	食欲不振	＿＿人	＿人	＿人	＿＿人	
	頭痛	＿＿人	＿人	＿人	＿＿人	
	不眠	＿＿人	＿人	＿人	＿＿人	
	不安	＿＿人	＿人	＿人	＿＿人	

防疫的側面	食中毒様症状（下痢、嘔吐など）		
	風邪様症状（咳・発熱など）		
	感染症状、その他		

まとめ	全体の健康状態	
	活動内容	
	アセスメント	
	課題/申し送り	

大規模災害における保健師の活動マニュアル　平成24年度地域保健総合推進事業「東日本大震災における保健師活動の実態とその課題」を踏まえた改正版

表 3-2　避難所情報に関する記録物

避難所情報　日報
（共通様式）

活動日	記載者(所属・職名)
年　　月　　日	

避難所活動の目的：

・公衆衛生的立場から避難所での住民の生活を把握し、予測される問題と当面の解決方法、今後の課題と対策を検討する。

・個人や家族が被災による健康レベルの低下をできるだけ防ぐための生活行動が取れるよう援助する。

避難所の概況	避難所名		所在地(都道府県、市町村名)		避難者数 昼：　　　人　夜：　　　人
	電話		FAX		施設の広さ
	スペース密度		過密・適度・余裕		施設の概要図(屋内・外の施設、連絡系統などを含む)
	交通機関(避難所と外との交通手段)				
組織や活動	管理統括・代表者の情報				
	氏名(立場) その他				
	連絡体制 ／ 指揮・命令系統				
	自主組織	有(　　　　　　　)・無			
	外部支援	有(チーム数:　　　、人数:　　　人)・無 有の場合、職種(　　　　　　　　)			
	ボランティア	有(チーム数:　　　、人数:　　　人)・無 有の場合、職種(　　　　　　　　)			避難者への情報伝達手段(黒板・掲示板・マイク・チラシ配布など)
	医療の提供状況				
	救護所　有・無　　巡回診療 有・無				
	地域の医師との連携　有・無				

			現在の状況	対応
環境的側面	ライフライン	電気	不通・開通・予定(　　　　)	
		ガス	不通・開通・予定(　　　　)	
		水道	不通・開通・予定(　　　　)	
		飲料水	不通・開通・予定(　　　　)	
		固定電話	不通・開通・予定(　　　　)	
		携帯電話	不通・開通・予定(　　　　)	
	設備状況と衛生面	洗濯機	無・有(使用可・使用不可)	
		冷蔵庫	無・有(使用可・使用不可)	
		冷暖房	無・有(使用可・使用不可)	
		照明	無・有(使用可・使用不可)	
		調理設備	無・有(使用可・使用不可)	
		トイレ	使用不可・使用可(　　箇所) 清掃・くみ取り　不良・普・良 手洗い場 無・有　手指消毒 無・有	
		風呂	無・有(清掃状況:)	
		喫煙所	無・有(分煙: 無・有)	
	生活環境の衛生面	清掃状況	不良・普・良　床の清掃 無・有	
		ゴミ収集場所	無・有　履き替え 無・有	
		換気・温度・湿度等	空調管理　　不適・適	
		粉塵	生活騒音 不適・適	
		寝具乾燥対策		
		ペット対策 無・有	ペットの収容場所　無・有	
	食事の供給	1日の食事回数	1回・2回・3回	
		炊き出し 無・有	残品処理 不適・適	

大規模災害における保健師の活動マニュアル　平成 24 年度地域保健総合推進事業
「東日本大震災における保健師活動の実態とその課題」を踏まえた改正版

表3-3　避難所ラピッドアセスメントシート ver.16.4

（厚生労働科学研究「広域大規模災害時における地域保健支援・受援体制構築に関する研究」策定）

記載者名：	所属：	職名：	西暦　　　年　　　月　　　日

＊アラート情報：□なし　□あり→

組織	避難所名：		所在地：			避難所TEL： 避難所FAX：
	代表者氏名： 代表者の立場：		代表者電話番号： メールアドレス：			自主組織：有（　　　　）・無
	既医療支援	有・無	チーム数： 人数：　　　人	□DMAT　□JMAT　□日赤　□大学　□国病　□AMAT　□都道府県 □リハ団体　□その他（　　　　　　　　）		

人数	収容人数：　　　　人 （昼：　人／夜：　人）	スペース密度：過密・適度・余裕 1人当たりの専有面積：　m²くらい	要配慮者数：　　　人 ＊内訳は①へ	有症状者数：　　　人 ＊内訳は②へ

ライフライン・設備		↓（◎、○、△、×の基準は別紙参照）			
	電気	◎・○・△・×	水道：◎・○・△・×	通信	音声（通話）：◎・○・△・×（　　　　　　） データ通信：◎・○・△・×（　　　　　）
	飲料水	◎・○・△・×	□水道 □給水車　□井戸　□ペットボトル　□その他：（　　　　　　　　　　）		
	食事	◎・○・△・×			
	空調管理 （換気・温湿度等）	：適・不適	ごみ集積場所：有・無	喫煙所：有・無 （　分煙：有・無　）	ペット収容場所：有・無

公衆衛生環境	衛生環境	◎・○・△・×	生活用水（手洗い等）：◎・○・△・×
			下水：□有　□無　　土足：□可　□禁
	トイレ	◎・○・△・×	汲み取り：◎（十分または不要）・○・△・×
	毛布等の寝具	◎・○・△・×	

①要配慮者	要援護者	全介助：　　人／一部介助：　　人／認知障害：　　人／外国人：　　人／乳児：　　人／幼児：　　人
		その他：　　人　　内訳：
	要医療サポート	在宅酸素：　　人／人工透析：　　人／その他：　　人⇔（　　　　　　　　　）

②有症状者内訳	外傷：　　人／下痢：　　人／嘔吐：　　人／発熱：　　人／咳：　　人／インフルエンザ：　　人
	その他：　　人　　内訳：

専門的医療ニーズ	小児疾患	有（緊急）・有（≠緊急）・無	
	精神疾患	有（緊急）・有（≠緊急）・無	不眠・不安（　　　）人　精神科疾患（　　　）人
	周産期	有（緊急）・有（≠緊急）・無	妊婦（　　　）人　産褥期（　　　）人
	歯科	有（緊急）・有（≠緊急）・無	歯痛（　　　）人　入れ歯紛失/破損（　　　）人
	その他緊急医療ニーズ		

その他	

中では無用に話を広めない態度をとることが必要である。

5.　災害時の通信手段

　災害時は，ライフラインが途絶え，通信手段が遮断そして復旧という2度の変化があるためその間の社会生活は混乱する。情報入手の難しい人々は特に危険にさらされる可能性がある。災害に関連するすべての人々が適切に情報入手でき情報発信が広く迅速に行える社会にするにはどのようなことが必要かを考えていく必要がある。

　ライフラインのうち最も復旧が早いのが電気であるが，電気が止まるような災害になった場合は，停電・電子機器が使えないことで通信手段を失う。このような可能性を予測し，日頃からどう備えるかについて話し合い備えておく必要がある。最も手軽に準備できるものは懐中電灯とラジオであると言える。充電できているなら IT 機器が重宝する。東日本大震災では，地震発生時から被災情報や安否確認に Twitter が使われた。頻発する災害に対して進歩し続ける IT 技術は今後にさまざまな活用の余地を残しているといえる。ここでは災害時に最近活用されている IT 技術に関して記述する。

（1）災害時の組織内での通信手段

　災害の被災地に支援に入る際には，パソコンやプリンターを持ち込んで使える状況を整える。文書や写真を有効活用するにはスキャナ付きのプリンターが望ましいが，無理な場合はスマートフォンで写真を撮りメール添付し保存する。無線 LAN ルータ（モバイル Wifi ルータ）を設置し Wifi 環境を整える必要もある。事前にプロバイダ契約しておいて購入し置くだけで構築できる場合や，事前に電話会社との契約内容を変更しスマートフォンでデザリングする方法，事前にインターネット契約

しておいて USB をパソコンに接続するだけで Wifi 環境を作る方法もある。いずれもその場で Wifi 環境を構築するのは困難なので現地に行く前に準備しておく必要はある。

　現地での電話会社や公共の free wifi スポットから受信できる場合もあるが電波が弱い場合もあり確実な通信は保証できない。

（2）被災地の道路状況の把握

　災害後カーナビを搭載する車両の走行データを用いて通行可能な道路情報があらかじめ調査されているため，グーグルマップ上で見ることができる。車両を使用し被災地へ向かう場合や活動する場合は必ず確認しておく。この機能は，2007 年以前から開発されていたが 2007 年の新潟県中越沖地震で検証され，それ以降も強い地震があると自動的にデータを集積するようになり 2011 年の東日本大震災時には，実際の活用方法としては，facebook 上で掲載されていたため多くの災害支援ボランティアが活用できた。

（3）被災者の救助に役立つ Twitter

　東日本大震災後の数日間，被災者の多くが Twitter 上に救援要請をした。具体的な状況と救援してほしい内容，住所が記述されていた。通信手段が乏しい，そして生命救助に重要となる災害後 72 時間においてでも Twitter は救援に役立つことがわかった。記事と写真のみ送信するため被災者自身が行える貴重な情報発信源である。被災者は，Twitter を用い短い文で適切に伝える文章を学び情報発信リテラシーを高めることが重要である。自身や家族友人の安否確認のためなのか，支援要請や拡散のためなのか，Twitter を使う目的については，「5W1H」…When「いつ」，Where「どこで」，Who「だれが」，Why「なぜ」，What「何を」，

表 3-4　Twitter 利用における注意点

1．まず自分の安否の発信，周知
2．シェアは一呼吸おいて
　　a．信頼できるか？
　　b．鮮度は？　結果誤報問題
　　c．なるべく公式リツイート
　　d．間違いや完了したら削除する
3．平時から信頼できるアカウントをフォローする
　　地域の自治体，Twitter リストの活用
4．電池，電波の節約
　　不要なプッシュ機能は切り，極力 Wifi を利用
5．伝わる書き方

（文献 4 より引用改変）

How「どのように」が重要である。そして「数字」で示せる内容は数値化する，例えば「津波が迫っている」でなく「高さ 5 m の津波が防波堤を超えてきた」と表現する。文字と同様にできたら写真を撮り添付する。ツイート発信場所が特定できるような情報を記述する。さらに，読んだ人が事実と意見が区別できるよう記述するようにする。

　ハッシュタグを活用し，同じ話題に関心のあるユーザーに投稿を見てもらいやすくする。また，ハッシュタグ検索をすることによって，欲しい情報に早くたどり着くことができる。

　＊ハッシュタグ：Facebook や Twitter，インスタグラムなどの SNS で利用できるキーワードで，言葉や文章の最後尾にハッシュ記号である「#」を付けカテゴライズしたい言葉をその後ろに記述し，自分の投稿をカテゴライズして検索をしやすくするもの。例）# 災害

　重要だと思ったツイートを見つけた際の Twitter 利用における注意点は**表 3-4** に示す。

（4）被災者の安否確認に役立つ facebook

　東日本大震災時には，多くの人々が Twitter や facebook で安否確認
をした。Facebook 上に災害時情報センターを作り，facebook 上でつな
がっている人に自分から自分や友人の安否を報告したり，友人の緊急時
にも複数の人の安否を一括確認できるようにした。これをヒントに 2014
年に facebook の CEO であるザッカーバーグは簡単に安否確認できる
新サービス「災害情報センター」を開始した。内容は，災害の影響を受
けた地域にいると思われる facebook 利用者に facebook から安否を確認
する通知が届く。これはプロフィールに入力した都市や web 利用して
いる都市から判断されるため届く。無事でいる場合には，「自分の無事を
報告」ボタンをタップすると facebook 上の友人に安否が確認できたこ
とが報告される。実際に影響を受けた地域に居なかった場合は，「影響を
受けた地域にはいません」というボタンを選び報告できるようになって
いる。災害時には，電話も錯綜，混線，遮断されていることが多いため
この機能は有効である。

（5）災害支援レスキュー隊　IT DART（Disaster Assistance and Re-
sponse teams）

　災害発生時に情報が遮断され情報ネットワークが機能しない間に緊急
支援が滞ることから，「災害時の適切な IT 支援」を目指し，迅速に被災
地に赴き，被災者の状況やニーズを収集し活用し情報発信しかかわる支
援活動を行う。エンジニアなど IT のプロフェッショナルが参加し，IT
を活用した支援を行っている。2016 年の熊本地震の際には，山積みに
なった支援物資を一元管理するシステムを設計し，避難所情報の発信や
ボランティアセンターと連携したボランティア募集を発信した。また，
被災地自治体のホームページにアクセスできない状況のバックアップを

行い災害時の被災地情報を誰もが入手しやすいようにしている。

（6）平常時における地域住民への情報リテラシーの向上に向けた活動

　市民自身がテクノロジーを活用して，行政サービスの問題や社会の課題を解決する取り組みをシビックテック（Civic：市民，Teck：テクノロジー）という。災害は社会の課題の一つであり，度重なる災害に立ち向かい備えるためには，いまや市民自身が備えるしかない。災害においては情報入手が難しい高齢者など要援護者（要支援者）がどのように情報入手できるかが課題といえる。

引用文献

1) 内閣府：防災情報のページ.
   http://www.bousai.go.jp/taisaku/kihonhou/index.html（2018年9月19日アクセス）
2) 湯淺墾道，林紘一郎：「災害緊急事態」の概念とスムーズな適用．情報セキュリティ総合科学3，2011.
3) 災害救助法.
   http://www.bousai.go.jp/taisaku/kyuujo/pdf/siryo1-1.pdf
4) 広瀬弘忠，杉森伸吉：正常性バイアスの実験的検討，東京女子大学心理学紀要，1：pp. 81-86，2005
5) 助け合いジャパン.
   https://www.gensaiinfo.com/blog/2015/0429/440
6) 災害時情報センター.
   https://ja.newsroom.fb.com/news/2014/10/safetycheck/（2018年10月5日アクセス）

参考文献

・広瀬弘忠：人はなぜ逃げおくれるのか—災害の心理学，集英社，2004

4 | 病院における災害時の備えと
初期対応

西上あゆみ

《**目標＆ポイント**》
(1) 病院における多数傷病者の受け入れの組織体制を説明できる。
(2) 災害時の事業継続のための，病院の役割・対策を説明できる。
(3) 防災マニュアルの作成や訓練はどのように行われているか説明できる。
《**キーワード**》 病院，初期対応，防災訓練，マニュアル，アクションカード

　第4章では，災害発生後の初期の病院の対応について学んでもらう。
災害拠点病院を筆頭に災害に強い病院はあるが，一般住民である被災者
にとって病院は区別なく，自分たちを助けてくれる存在として期待され
ている施設であろう。

1. 病院における多数傷病者の受け入れ，組織体制

　災害発生時に病院を運営しながら，多数の傷病者を受け入れていくた
めには，組織体制をしっかり構築していかなければならない。

(1) 指揮命令系統

　病院では，日常においても指揮命令系統を決め，活用しているが，災
害時もこれを基本に災害の規模に応じて変更して使用していく。とくに
災害は発生が平日の日勤帯とは限らないため，休日や夜間を想定して設
定していく。また，災害対応が長期化する状況では，交代も視野に入れ

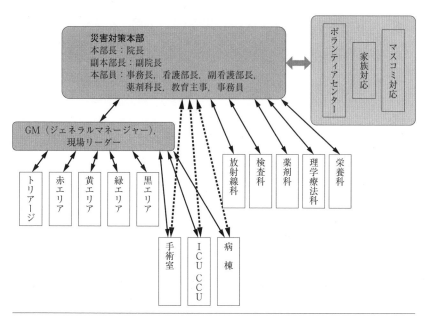

図 4-1　災害時の指揮系統図の一例（文献 1 より転載）

ておくことが必要である。CSCATTT（第 2 章 p. 16 参照）という多数傷病者発生事故に医療機関が対応するための戦術的なアプローチがあるが，指揮命令は，この最初の「C」であり，真っ先に考慮しなければならない事項である。指揮命令系統は乱立させるのではなく，1 本に決めることも重要である。看護師は，一人一人がその指示命令系統の中で，どのような役割が期待されているかを知って行動していく必要がある。高野は，**図 4-1** のような指揮命令系統図の作成をしておくことをすすめている[1]。病棟においては，平時は看護師長を中心に，夜間，休日はリーダー看護師を中心に役割を決め，報告，活動を行っていく。

　災害発生時に指揮命令が最初に行うことは「災害対応の宣言」である。

表4-1　**安全確保の3S**

Self	：今いる場所での自身の安全確保
Scene	：避難経路の確保，余震に備えた扉開放の維持など 平時の準備として　電子扉の開錠，防災扉・排煙 口・非常灯・消火栓の設置場所，機材庫や薬剤冷 蔵庫，本棚など，転倒防止対策の実施
Survivor	：重症患者に挿入されたものが事故抜去された場合 の緊急処置対応，ME機器トラブル時の緊急対応

（文献2より転載）

　このことを病院スタッフ全員が周知し，同じ認識で行動を始める。

（2）スタッフの確保と安全対策

　大災害発生時の病院においては，まずスタッフが，自身で自分の安全を確保することが大切である。患者を後回しにするということではなく，より多くの患者を助けるためにまず，病院スタッフが確保されなければならない。自分がその一人であるという自覚である。また，病院内で落下しているものがないか，危険な薬品，ガラス・金属片などが飛散していないか安全を確保した上で，または被害が広がらないようにした上で，患者への対応をしなければ，すべての人間が危険にさらされることになる。これはCSCATTTにおける「S」にあたる。安全に関しては，3つのS，Self（自分）・Scene（現場）・Survivor（生存者）を災害時の初期対応で考えなければならない（**表4-1**）。

　大災害には，サリン事件や硫化水素発生事故など，患者が危険物に曝露されている場合もある。これらに対応する医療従事者が曝露する，院内での二次災害を防止することも考えておくべきである。

（3）組織体制

　病院における防災は，全部署，全職種で考えておかなければならず，院内に災害対策委員会が設置されている。加えて，看護師は病院の全職種の中で，一番人数の多い職種であり，24 時間を交代制で働いている。病院によっては看護部が独自で災害対策委員会を持ち，多くの看護師で災害対策を考えていることもある。この委員会で他職種との連携が必要な内容は院内の災害対策委員会で調整をしてもらうようにする。

2.　病院の事業継続計画，防災対策

　災害時に病院が運営され続けるためには，平時から防災対策，事業継続計画をたてておく，備えが必要である。病院の備えにおいても，管理業務をまわす PDCA サイクルで考えて対策をたてる。

　厚生労働省の「広域・救急医療情報システム（Emergency Medical Information System：EMIS）」[3]は，災害時に被災した医療機関の稼働状況など災害医療にかかわる情報を共有し，被災地域での迅速かつ適切な医療・救護に関わる各種情報を集約・提供することを目的にしている。ここには医療機関の災害医療情報が収集され，災害時の患者搬送などの医療体制の確保が掲載されている。

（1）事業継続計画（Business Continuity planning：BCP）

　備えにおける「P：計画」の部分である。災害時の病院における事業の中心は病院機能を維持した上で被災患者を含めた診療が滞らないことといえる。災害が発生した場合に組織の損害を最小限に抑え，事業の継続や復旧をはかるための計画である（図 4-2）。図は，縦軸に病院機能，横軸に時間経過が示されている。災害発生後，破線のような病院機能の低下を起こすことなく，また，機能が低下しても早期対応ができるように，

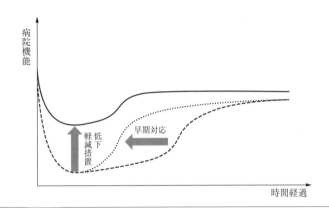

図 4-2　病院における BCP のイメージ（文献 4 より転載）

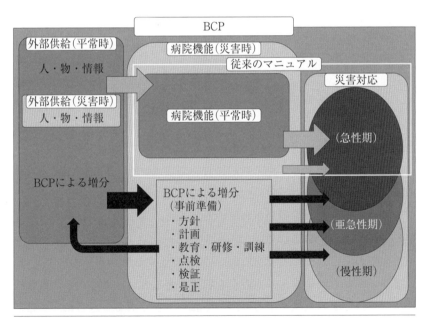

図 4-3　BCP と従来のマニュアルの違い（文献 4 より転載）

つまり矢印の方向にすすめるように計画をたてることが求められている。BCPのカバーする範囲は広く，従来のマニュアルだけでなく，その病院のある地域で起こり得る災害に対して，事前の点検や準備を含めたものが必要である（図4-3）[4]。

（2）防災対策

備えにおける「D：実施」の部分である。筆者は，病院の備えを考えるにあたり，米国の Department of Homeland Security（DHS）の Preparedness cycle に着目した。ここでは，防災対策として実施内容には「装備（Equip）」「組織化（Organize）」「トレーニング（Train）」があげられている。「組織化（Organize）」については，先の「組織体制」を参考にされたい。

a）装備

装備には，2つの意味がある。1つは，文字どおり災害に対して病院が物を揃えておくことで，担架などの物品と食事や電気・水道などライフラインに関わるものである。平時に使用するものもあれば，トランシーバや防災無線，除染テントのように災害時にしか使用しないものもある。2つめはそれらがいつでも使用できるように整えておくことである。

装備の例をあげると，患者搬送においてはエレベータが使用できない可能性もあり，近年，通常の担架だけでなく，階段を下す担架，ディスポザーブル担架なども開発されている。また，食事や衛生材料などを備蓄しておくことが含まれる。

整えておくということであるが，病院に勤務する者の当然の危機管理，つまりいつでも救急カートが万全な状態であるというようなことも含まれる。改めてその意味を十分認識しておくべきである。さらに，非常口があってもその前に物がおかれていては意味がない。階段を下す担架で

あるが，使用方法を知らなければ実際には使用できない。せっかくの非常食があっても賞味期限が切れていれば，使用できないため，定期的に装備したものの有効期限を確認しておくことも含まれる。

b）患者へのトレーニング

災害が発生することによって患者は病院を受診できなくなったり，治療や介護のための医薬品・物品が欠如，またはそれらが不足することで疾患が悪くなる可能性がある。病院は入院や外来において患者に災害に備えるということを教えておくことで，災害時の患者の多数受診を抑えることに貢献できると考える。病院には，災害時に多数傷病者が訪れる可能性が高いが，平時に通院してくる患者には災害時を想定した服薬管理，医療処置等を患者・家族に指導しておくことで，災害発生時の混乱を避けることができる。これは病院も災害で発生する被災者への対応に専念できるだけでなく，患者にとっても悪化予防や被災時の安心につながると考える。

c）スタッフへのトレーニング

厚生労働省は平成24（2012）年「災害時における医療体制の充実強化について」において，医療機関に災害対策マニュアルを作成するとともに業務継続計画の作成の推進を進めている[5]。まず，病院スタッフは，院内の災害対策マニュアルを把握しておく必要がある。

看護師は，入院時に患者への院内のオリエンテーションの中で，非常時の対応を説明していることが災害対策になるので内容を把握しておく。重要な医療機器の電源は，非常発電のコンセントを使用しておくということも徹底しておかなければならない。

災害発生に関して，即対応する方法の一つとしてアクションカードがある。マニュアルは大切なことが記述されているものではあるが，冊子になっており，内容が豊富になれば，どこから読み始めてよいかわから

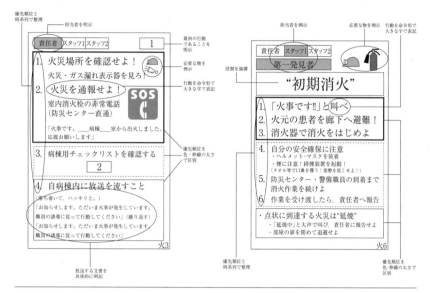

図 4-4　アクションカード責任者とスタッフ用（文献 6 より転載）

なくなる可能性がある。アクションカードは災害が発生したとき，まず最初に行うべきことを記したカードである（**図 4-4**）[6)7)]。

　アクションカードは責任者用，スタッフ用などがあり，病棟ごとにも異なる。また，想定される災害ごとに作成しておく。火事と地震，NBCテロにかかわる患者の対応では異なるからである。マニュアルの読み始めるべきところを，その病棟や部署，役割に応じて抜き書きしているものといえる。アクションカードの作成からスタッフを巻き込んで，作成しておくことが必要である（**図 4-5**）。

3. マニュアルの作成，訓練

　「2. 病院の防災対策，事業継続計画」では，PDCA サイクルの「P」

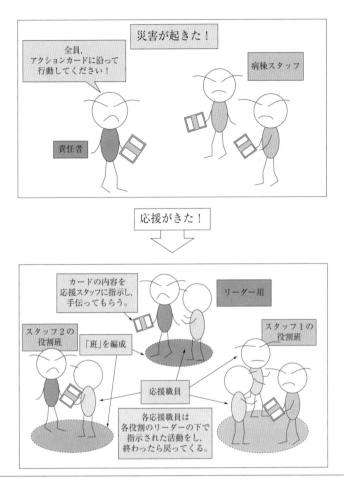

図 4-5　アクションカードの使用方法（文献 6 より転載）

「D」が説明されたが，ここは「C」「A」の部分にあたる。病院では災害
に備えるためにそのときの対応を示したマニュアルを作成し，そのマ
ニュアルが実際に運用できるかについて検証していく必要がある。マ

表4-2　BCP マニュアル構成の一例

はじめに：
目次：　項目とページを明記
第Ⅰ章：災害対応基本方針
第Ⅱ章：BCP に基づいた災害対応のためのチェック項目：本ガイドラインのチェック項目を活用
第Ⅲ章：災害対応のための事前準備：組織（委員会，対策本部，職員の研修，訓練，物品，情報伝達手段（衛生電話，EMIS など），情報収集・管理体制など）
第Ⅳ章：急性期災害対応（従来の災害対応マニュアルに相当）
第Ⅴ章：フェーズ，ニーズの動向への対応（亜急性期・慢性期対応）
第Ⅵ章：帳票類，各種記録・報告用紙，付表など

（文献 4 より転載）

ニュアルについては，先述の BCP の考え方も含めた構成として，表4-2のようなものがふさわしいとされている。そのマニュアルが運用できるかは，実際の災害を経験しなければ，真に有用であったかは確認することができない。その点からは完璧なマニュアルは存在しないといえるが，一か八かではなく，災害が発生していない時期に「訓練」を行っておくことで，そのマニュアルの有用性を確認しておくことが可能である。先にも述べたように災害は，平日の日勤帯とは限らないため，夜間や休日に実際に訓練を行っている病院が増えている。

　病院における「訓練」は，しばしば災害対応を学ぶトレーニングのような意味を持つことも多いが，それに加えて BCP マニュアルとしての有効性を検証するものでなければならない。災害発生を想定した予行演習と位置づける。実際には，例えば，「災害対応の宣言」が行われた場合，職員はどのくらいで参集できるのかのタイムを計ることなどがそれにあたる。つまり，参集した人数やかかった時間がマニュアルの想定と合っているかを検証するのである。以前，参加した訓練で，災害発生に伴い，

化学工場の倒壊から防護服（Personal Protective Equipment：PPE）を看護師や医師が装着しなければならないという訓練が行われた。実際にPPE を着てみると思った以上にコミュニケーションを取りづらいことがわかり，それからその病院では PPE を装着する場面では，ホワイトボードを設置し，筆談が可能なようにマニュアルを修正したそうである。先の職員参集に関しても，現在は携帯電話のアプリの利用を考える施設もあり，装備自体がどんどんリニューアルされる。病院内で増築が行われたり，部署移動があれば，ゾーニングの見直しも必要になる。BCP マニュアルを作成して終わりではなく，常に PDCA サイクルを回しながら，よりよいマニュアルに変更していくことが有用である。

4. 自分の病院を評価する

　東北大学医学部付属病院では，東日本大震災の経験からリスク対策とその改善を示し，公表しており[8]，特に看護部に関するものを**表 4-3** に抜粋した。このような情報と自分の病院を比較することで，自施設の災害対策を見直すことができる。

　池内は「病院防災力診断指標」を Web 版として紹介している[9]。各項目に関する質問に回答することで，防災力の診断結果がレーダーチャートで示されるようになっており，各病院が自病院の脆弱性を知り実践的な対策につなげてもらうことを狙いとしている。

　筆者は，2013 年「自然災害に対する病院看護部の備え測定尺度」を作成し，看護部代表者または看護部において災害・防災に関することを任されている看護者（災害看護責任者）の回答できる尺度を開発し，Web で運用している[10][11]。このように PDCA サイクルで災害に備えるとともに，ときに文献や尺度を用いながら，防災対策を考えることが重要である。

表4-3　東日本大震災以降とってきたリスク対策および改善点

部署名	震災時の事象	改善策
手術部	出入り口通行困難	避難経路変更
	ホールの棚が倒れた	人の導線から棚を撤去
	各手術室の進行状況把握困難	災害時ホワイトボード設置
	階段での避難が大変だった	背負えるタイプの担架導入
	吸引システムが停止した	電池式のものを導入
	スタッフとの連絡困難	らくらく連絡網導入
	停電で使えない機器があった	非常用電源コンセント割り当ての見直し
	災害時の記録がなかった	クロノロ記載体制の確立
集中治療部	吸引ができなくなった	足踏み式の吸引機導入
	エアコンが止まってサーバー室が暑くなった	ICUのサーバーを移転
	死亡した患者家族との連絡がつかなかった	霊安室で安置する体制整備
血液浄化療法部	資材在庫が少なくなり，不安があった	資材の在庫日数を増やした。調達先の連絡リストを整理
	患者教育（災害時に透析患者が取るべき行動）が不十分	災害時の行動を記したパンフを作成した。HPも公開
	精密な透析条件設定が困難。多くの透析患者受け入れにより，不慣れな他診療科・病棟に透析患者の診察を依頼した	簡略化した災害時用の記録帳票を整備した 災害時透析入院患者のクリニカルパス作成。NS/MEなどの職員に透析部門をローテートしてもらい，経験する機会を提供
	通信手段の確保	衛星携帯電話を新たに導入（二重化）
	日常診療で連携していない医療機関があった	病院連携の強化

部署名	震災時の事象	改善策
産科・婦人科	手術室へ通路が使用できない	分娩室1での分娩対応（新病棟に移行すれば解決）
	他の分娩施設の状況が分からない	インターネットを利用した分娩施設情報の公開（学会員のみ閲覧可）
	地域施設への分娩集中による疲労	学会による人的派遣のシステム化
周産期母子センター新生児部門	停電により圧縮空気の供給が停止し，人工呼吸器が停止	医療ガス不通時の対応マニュアルを作成。コンプレッサー，レギュレーターなどの機器を機材庫に常備
	吸引回路がポンプ故障のため使用不可	携帯用吸引器（充電式，足踏み式の2台）を常備
	栄養管理室での調乳が停止。	粉ミルク，水を病棟内に常備。非常時に病棟内で調乳可能な態勢を整備。
	病棟外への避難は回避された。	避難誘導マニュアルを作成
看護部	事前に応援エリアへの派遣と並行した勤務者の調整	看護師の応援に行く診療エリアの固定の継続
	震災時の教育体制：防災リンクナース（スタッフ）への災害教育の実施	管理職を対象とした災害教育の実施
	個人の災害備蓄をしている職員が少なかった	災害時に備えて個人のストックの強化
	震度5強での自主登院	当院基準変更に伴う，災害時の看護職員の登院基準変更
	災害対策本部には紙媒体の報告が全部署から8枚しか提出されなかった	病棟が高層階であるため，いくつかのブロックに分けて東西病棟分を下の階に運ぶ仕組みの整備
	通信状況が安定せず，整備していた緊急連絡網が機能しない状況があった	震災以前から整備していた方法に加え，それ以外の方法での緊急連絡の整備・訓練を実施

（文献8より抜粋）

5. 病棟ごとの備え

　病院には，いくつかの機能があり，精神科病棟，手術室，集中治療室，産科病棟など一般病棟とは異なる備えを考えておく必要がある。

　日本看護協会が震災後に行った分娩施設への調査では，分娩時に災害が発生したときの対応についてマニュアル化されている施設は少なく，病院全体で行動するときのマニュアルにとどまっている状況が確認でき，2013 年に「分娩施設における災害発生時の対応マニュアル作成ガイド」をまとめた[11]。このような取り組みは産科病棟にかかわらず，さまざま紹介されているのであわせて調べておくとよい。

引用文献

1) 高野博子：総論. もしもに備える！災害医療のこれだけは！　Emergency Care, 31（3）：pp. 6-13，2018
2) 阿部喜子：準備期のこれだけは！―災害時に動けるナースになるために. Emergency Care, 31（3）：pp. 27-32，2018
3) 厚生労働省：EMIS 広域災害救急医療情報システム
   https://www.wds.emis.go.jp/　（2019 年 1 月 8 日アクセス）
4) 小井土雄一：「東日本大震災における疾病構造と死因に関する研究」「BCP の考え方に基づいた病院災害対応計画についての研究」. 平成 24 年度総括研究報告書：平成 24 年度厚生労働科学研究費補助金地域医療基盤開発推進研究事業. 2013
   https://www.mhlw.go.jp/seisakunitsuite/bunya/kenkou_iryou/iryou/saigai_iryou/dl/saigai_iryou04.pdf　（2019 年 1 月 8 日アクセス）
5) 厚生労働省医政局長：災害時における医療体制の充実強化について. 2012
   https://www.mhlw.go.jp/seisakunitsuite/bunya/kenkou_iryou/iryou/saigai_iryou/dl/saigai_iryou01.pdf　（2019 年 1 月 8 日アクセス）
6) 中島康：アクションカードで減災対策，日総研，2012

7) 中島康：アクションカードで減災対策　全面改訂，日総研，2016

8) 東北大学病院：東日本大震災以降にとってきたリスク対策および改善点について

https://www.hosp.tohoku.ac.jp/pc/pdf/jireishu.pdf　（2019 年 1 月 14 日アクセス）

9) 池内淳子：病院防災力診断指標 WEB 版

http://setsunan-t.com/hospital_sindan/　（2019 年 1 月 14 日アクセス）

10) 酒井明子・長田恵子・三澤寿美：ナーシング・グラフィカ看護の統合と実践③災害看護，p. 104，メディカ出版，2018

11) 西上あゆみ：災害看護と備えの部屋：システムの紹介．2014

http://sonae-nursing.jp/system01.html　（2019 年 1 月 14 日アクセス）

12) 日本看護協会：分娩施設における災害発生時の対応マニュアル作成ガイド．2013

https://www.nurse.or.jp/nursing/josan/oyakudachi/kanren/sasshi/pdf/saigaitaio_2013.pdf　（2019 年 1 月 14 日アクセス）

参考文献

・三澤寿美，太田晴美編集：Basic & Practice 看護学テキスト統合と実践—災害看護—，学研メディカル秀潤社，2018

5 | 災害発生時の地域での対応について

神﨑初美

《**目標＆ポイント**》
(1) 地域で行う防災（減災）対策について学ぶ。
(2) 災害時の要援護者（要配慮者）への対応と必要な備えについて学ぶ。
(3) 被災地域の特徴や防災力，自助共助する力に関するアセスメント方法について学ぶ。
(4) 災害時に起こりやすい感染症とその対策について学ぶ。
(5) 避難所における看護の方法について学ぶ。
《**キーワード**》　福祉避難所，避難所の運営，受援，災害時要配慮者

　第5章では，災害への備えの時期つまり平常時には地域住民は何をしておくべきか，また，災害発生時の自助共助力や防災力はどう発揮されるべきかについて学ぶ。また，災害発生後の避難所生活では，住民の生活環境と健康状態は悪化する可能性があるため，看護師の行う健康啓発活動や感染予防対策が重要となる。本章ではその具体的方法について学ぶ。

1.　備えの時期における地域の防災対策

　備えの時期における地域の防災対策が，災害後の地域の自助共助に役立つことはいうまでもない。日頃から防災対策に関する話し合いが行えている地域というのは地域住民同士のコミュニケーションがよいということでもある。私たち一人ひとりが地域住民であるため，地域の最小単位である自治会に所属して協力し合い，防災対策を知ることが必要と考

える。

　防災訓練を日頃から実施している，消防団が活動しているなど活発な
地域もあれば，まったく人と人との交流のない地域も存在する。この差
が災害時の自助共助や地域の復旧復興に影響する。阪神・淡路大震災で
は，生き埋めや閉じ込められた際に救助された人々の97.5％は自助共助
だったという報告がある。平時から知り合っていて助け合う間柄でなけ
れば災害発生時に迅速に助け合うということはほぼ不可能だろう。まず
は，地域で隣近所の方々への挨拶からはじめて，人と人とが顔見知りに
なりお互いに話ができる関係（例：回覧板，ごみ捨て場の利用者同士な
ど）となっておくことが重要である。話をするうちに要配慮者がご近所
にいるのか，それらの人々を昼間にお世話できる人がいるのかなどの情
報を得ることもできるようになる。災害時要配慮者については，平時は
民生委員やケアマネージャーが支援を行っていると思われるため，これ
らの人々と地域住民が災害時の支援について本人の許可を得て情報共有
しておくとよい。

　各地域には必ず自主防災組織が管理している防災資機材がある。防災
資機材とは，災害救助活動を行う際に用いられる装備機材のことである。
防災資器材には最低限でも担架，つるはし，スコップ，トラロープ，ク
リッパー，のこぎり，バール，油圧ジャッキ，大ハンマーなどが標準で
入っている。地域の自治会館や講演の倉庫などで保管されているが各地
域で保管場所は異なるので知っておく必要がある。また，使い方に関し
て防災訓練時などの講習会で学んでおくことも必要だろう。

2. 要配慮者への対応と必要な備え

　災害の発生もしくは災害が近づいてきた際に人々は避難行動を行う
が，その際に，通常の避難行動が行えない人々，または，情報を入手す

ることができない人々を災害時の要配慮者という。数年前までは，要配慮者のことを災害弱者と呼んでいたが，その呼び名の適切性が検討され要配慮者や要援護者という言葉を使うようになっていった。さらに，2013（平成25）年6月の災害対策基本法の改正から内閣府は防災行政上，要配慮者または避難行動要支援者の呼び名を使うようになった。

　高齢者や障害者等の要配慮者の避難能力の有無については，主として，①警戒や避難勧告・指示等の災害関係情報の取得能力，②避難そのものの必要性や避難方法等についての判断能力，③避難行動を取るうえで必要な身体能力に着目して判断するものとされている。また，要件の設定に当たっては，要介護状態区分，障害支援区分等の要件に加え，地域において真に重点的・優先的支援が必要と認める者が支援対象から漏れないようにするため，きめ細かく要件を設けることと内閣府は避難行動支援に関する取り組み指針で記載している。

　具体的には，生活の基盤が自宅にある方のうち，以下の要件に該当する方々が対象となる。①要介護認定3～5を受けている者，②身体障害者手帳1・2級（総合等級）の第1種を所持する身体障害者（心臓，じん臓機能障害のみで該当するものは除く），③療育手帳Aを所持する知的障害者，④精神障害者保健福祉手帳1・2級を所持する者で単身世帯の者，⑤市の生活支援を受けている難病患者，⑥上記以外で自治会が支援の必要を認めた者，である。

　災害発生時に，迅速に避難できるかに関しては，災害発生の時間帯や同居家族の有無も考慮する必要がある。災害発生時に漏れなく避難できるようにするには，行政，地域の自治会，民生委員やご近所での，①避難行動支援者名簿の作成と記載，②名簿のバックアップと内容の適宜確認と更新，③避難支援できる関係者間での情報共有が重要になる。

　ここで課題となるのが，要配慮者を支援するために必要な個人情報共

有についてである。個人情報の開示は基本的には本人同意が必要となる。しかし，より積極的に避難支援を実効性のあるものとするなどの観点から，本人の同意がなくても平常時から名簿情報を外部に提供できる旨を市町村が災害対策基本条例などで別に定めている場合もあり，その場合は，平常時からの提供に際し，本人の同意を要しないこととしている。したがって市町村の実情に合わせた対応が必要となる。市町村レベルでなく地域自治会やご近所レベルでは要配慮者やその家族との交流やコミュニケーションから効果的な支援方法を日頃から話し合うのが望ましいと思われる。災害発生していない備えの時期に，避難方法や避難場所などについてより具体的に話し合っておくことを勧めたい。行政が定めている一次避難所までの移動について，その距離やそれまでの道の状況を考え，果たして避難できるのかなど具体的に考えて，難しいなら地域の中で一時的に避難できる建物や家庭を指定しておくことも一つの方法と思われる。要配慮者自身も自らができる限り災害への備えをしておく必要があり，日頃から支援者は伝えておく必要がある。災害発生時にどんな行動が可能なのか不可能なのかについてもよく話し合っておく必要がある。

3. 被災地域のアセスメント

（1）被災地域はどのような地域であったかに関するアセスメントを行う

総人口・地域規模・死亡出生数・高齢化率など保健統計を知る。これらは県や市役所のホームページに必ず掲載されている。

（2）災害による被害状況の把握を行う

災害の規模と種類・地域特殊性・交通機関の状況・医療機関の稼働状況・安全性についてアセスメントする。

①全壊家屋や被災や避難住民の数・避難所の数と場所を把握する。

②ライフライン（電気・水道・ガス）の破壊状況と復旧のめど，電話・携帯電話・インターネット回線の復旧状況について把握する。

③関連する各支援団体の組織化の有無を把握する。

　　災害時の活動する関連各支援団体：行政による災害本部・医療チームによる災害医療本部・日本赤十字社・DMAT・病院局・派遣看護師や派遣保健師など。

④自宅における被災住民の避難状況や人数

　　自宅避難者の数は避難所リーダーや行政に聞く。行政が，被災早期にローラー作戦を実施する際に手伝う場合がある。

　・ローラー作戦：何か物事を行う際に，ローラーをかけるように徹底的に行うやり方という意味であるが，これを災害後の地域や自宅における被災住民，特に要配慮者の生活状況の把握を多くの人手を使って行う作戦のことをいう。行うのは主に都道府県であり，保健師，看護師，医師が出向きニーズの聞き取りや健康状態の把握を行うことが多い。

4. 感染症対策

　災害により戸外や屋内の環境悪化により起こる感染症の発生を予防することは非常に重要である。

（1）災害時に起こりやすい感染症

　災害の種類により起こりやすい感染症は多少異なるが避難所生活は体育館などの広い空間で体温調整も難しい空間であるため，インフルエンザ，風邪，ノロウイルス，食中毒などが蔓延しやすい。水害では，破傷風や皮膚疾患，地震では片づけによる外傷も多い。

（2）避難所での感染予防対策

　避難所の中で風邪やインフルエンザが発生すると人々は同じ空間で生活しているため瞬く間に流行する。流行する前に，避難所での健康教育指導が重要である。手洗い・うがい・くしゃみ咳エチケットについて教育し，人からうつされることを予防するだけでなく自身の免疫力を低下させないようにする。同時に自身が感染源となる可能性があることに注意を払えるようにポスターやチラシを作り，住民を啓発することが重要である。食中毒についても，避難当初には食料に不自由していたせいもあり，食料が届くようになってもおにぎりやお弁当の取り置き行動と消費期限を超えた食料を摂取することで集団感染を引き起こす可能性がある。いったん支援物資が届くようになったら，消費期限を越えた食品は廃棄するよう促す必要がある。

　過去の水害で，近所の主婦の炊き出しで，傷がある手指で握ったおにぎりから食中毒が発生したこともある。感染予防行動の必要性について十分に周知しておくことが重要である。

　主に高齢者に多いのだが，日数が経過すると避難所のトイレが汚くなりはじめ，加えてトイレが遠いと行くことを我慢するようになる。さらに，水を飲まないことが賢明だと思うようになり，脱水症やエコノミークラス症候群，廃用症候群の誘因となる。努めて水分摂取を勧めよう。ペットボトルにマジックペンで日付を記し線を引き翌日までにその線まで飲むよう促すとよい。

　ノロウイルスなどの感染が疑われる人の吐しゃ物を処理する際は，スタンダードプリコーション（標準予防策）に従い，感染予防を行う。

　二次感染を防ぐため吐しゃ物は以下のように処理する。

1. 着ているものの袖をまくり，時計を外す。
2. 使い捨ての手袋・マスクを着用する。
3. 使い捨てコップに台所用塩素系漂白剤の約50倍希釈液を作る。
4. 希釈液に浸したペーパータオルやぼろ布などで吐しゃ物を拭く。周辺から中心に向かって一方向に拭く。
5. 汚物を取り除いた床やその周囲を希釈液に浸したペーパータオルやぼろ布で10分程度覆う。10分後，新しいペーパータオルで拭きとり，水拭きする。
6. 拭いたペーパータオルや布は，ビニール袋（内袋）に入れる。
7. 内袋の外側はウイルスだらけなので，素手で触らない。内袋をさらに大きなビニールの外袋で包み，その中に脱いだ手袋を入れて，口を縛り，燃えるゴミ用のごみ箱に捨てる。
8. 処理後は，石鹸と流水で手洗いする。水や石鹸がない場合はほかの人にミネラルウォーターを手にかけてもらうなどして洗う。その時の状況下で最善を尽くす。

・スタンダードプリコーション（標準予防策）とは

　標準予防策は，汗を除くすべての血液・体液，分泌物，排泄物，創傷のある皮膚・粘膜は伝播しうる感染性微生物を含んでいる可能性があるという原則に基づいて行われる標準的な予防策である。感染が疑われる，または確定しているかどうかに関わらず，医療が提供される場においてすべての患者に対して行われるものである。標準予防策の主な内容は，手指衛生（手洗い，手指消毒），個人防護具（手袋，マスク，ガウンなど）の使用，呼吸器衛生（咳エチケット）であるが，その他にも，周辺環境

の整備やリネン類の取り扱い，患者に使用した機材・器具・機器の取り
扱い，安全な注射手技などが含まれる。

（3）易感染，免疫力低下しやすい人々への援助

　何らかの慢性疾患がありステロイド剤・免疫抑制剤を服用している
人々，乳幼児，高齢化により免疫能力が低下している人々には，通常よ
りも配慮が必要である。避難所にこれらの人々が避難している場合があ
るので避難所内を巡回し把握に努める。看護師が行える援助には，感染
予防行動と対処行動がある。感染予防行動としては，健康を維持できる
ような啓発や日常生活上の注意事項について伝える。トイレや避難所の
壁に基本的な手洗い方法，くしゃみ咳マナー，うがいの励行に関するポ
スターを掲示するなどしてより多くの人が感染予防行動を実践できるよ
うにする。トイレにうがい薬を設置し，トイレに行くタイミングでうが
いができるようにする。翌日の天気予報に気温が低下する予想があると
翌日には感冒症状のある人が増加するため，避難住民には保温や衣服の
調整を行うよう伝える。

　避難所の衛生状態が悪化すると細菌感染や疥癬などが流行することも
あるため，避難所環境が衛生的になるようにし，人々が共用する物品は
定期的に消毒薬の噴霧を行う。天気のよい日には布団や毛布を天日干し
するのもよい。

　対処行動としては，発熱や感冒症状のある人が出た場合は，速やかに
バイタルサイン（血圧，脈拍，呼吸，体温）チェックを行い，診療班へ
の受診の必要性を判断する。感染症が疑われる人は，多くの人が居住す
る避難場所からは隔離できる部屋や空間に移動させ，症状が悪化しない
よう安静と水分摂取を勧め，発熱している場合は氷罨法で解熱を試みる。
行政や診療班によって解熱に関する包括指示がある場合は，一般薬の解

熱剤を使用する。

　最後に，支援者である自分自身が被災地外からインフルエンザや風邪等を持ち込まないことが最も重要である。

（4）戸外での注意点

　災害により，戸外に瓦礫や腐敗物などが散乱し，ハエや蚊が発生することもある。ハエは，ハエそのものの害というより飛んでいることが人々への不快害虫である。飛んでいる原因は腐敗物や動物の死骸であり不衛生な状況が原因である。東日本大震災では，沿岸の魚工場の被災で冷凍庫が壊れたため腐敗した魚にハエが群がっていた。ハエは動物の死骸に卵を直接に産み付け蛆を発生させハエを増加させる。ハエ，イコール不衛生な状況であることからその原因を取り除いていくことが重要である。蚊は，日中に活動するために，昼間の木陰でも刺される危険性はあるが，予防ワクチンや特効薬はないために刺されないように薬剤塗布や長袖着用などでしか対策はできない。薬物散布は，行政に依頼すると溝や水たまりに実施してくれるので依頼するようにする。

　戸外で，瓦礫撤去や片付け中に負傷することも多くある。釘を踏んで傷が化膿し，土壌中に広く存在する破傷風菌により破傷風になるケースもある。2011年3月11日の東日本大震災後2011年3月～2012年3月の期間に，岩手県と宮城県等の医療機関から震災に関連した破傷風症例（以下震災関連症例）計10例の届出があった。受傷から一次的な創の開放に10～20時間が経過していたため感染が成立したと考えられる。小さな傷でも破傷風に至る可能性があり，適切な創傷治療（wound care）は創傷の程度に関わらず必要である。

　破傷風の初期症状としては，硬直性けいれんが局所（痙笑，開口障害，嚥下困難）から始まり，全身に移行し呼吸困難や後弓反射に移行し呼吸

筋の麻痺により窒息する場合もある。

　破傷風菌は芽胞をもつ菌であり芽胞にも効く適切な消毒薬を使用しておく方がよい。見つけた場合は傷口をふさがず，血液を出すようにして消毒と適切な手当てをする。

　災害後の後片付けの際は，怪我をしないように厚底の長靴や防具を用意する。怪我してしまったら，すぐ病院に行くようにする。

（5）戸外で放射性物質による汚染がある場合

　被爆防止の3原則つまり距離と遮蔽（しゃへい）と時間経過の重要性を理解し，正しい知識に基づいて行動する。「距離」の原則は，放射線源と作業者との距離を離すことにより，作業時における空間線量率を低減することである。「遮蔽（しゃへい）」の原則は，放射線源と作業者の中間に遮へい物を設置することにより被ばく線量を低減することである。「経過時間」の原則は，作業者が放射線に曝されている時間を短縮することにより被ばく線量を低減することである。

　放射性物質による4つの被爆経路に関する知識も必要である。

　経路①：放射性物質の塵いわゆる放射能雲が通過中の被ばくである。

　経路②：体内に入った放射性物質による被ばくである。放射性物質が体外に排出されない限り被ばくは継続する。ほとんどの放射性物質は人間の寿命より長いため長く影響が続くということである。

　経路③：地面からの被ばくである。放射能雲から雨などにより地面に降下した放射性物質は，完全に洗い流すか取り除かない限り放射性物質を放出するため，その場所にとどまるかぎり影響を受ける。総被ばく量は時間の原則により時間経過とともに増加する。

　経路④：飲み水や食品を通じて放射性物物質を取り込むことによる被ばくである。全国の放射線線量はモニタリングされているため Web

ページで確認し判断する。

放射性物質が多い時期に，被災者が戸外で活動する，もしくは戸外から屋内に入る際の具体的行動としては，戸外の放射性物質を屋内に入れないように窓とドアをしっかり閉め，エアコンや換気扇は止めておく。洗濯物は室内に干す。傷口は覆う。風下に行かない。雨がっぱなどを着て皮膚を覆う。鼻を濡れタオルでふさぐ。戸外から戻った際は，シャワーを浴び，脱いだ服はポリ袋に入れ縛り，着替える。放射性物質が多い場合は戸外のものは食べない，野菜は洗い，水道水は飲まない，雨に濡れないよう傘をさし，帽子をかぶる。

放射性物質への対策について，医療従事者が誤解すると一般住民も誤解する。情報に振り回されることなく正しい知識をもち情報提供を行い，被爆地域の住民と放射線関連施設の作業者の長期的健康管理に貢献していかねばならない。

5. 避難所での看護

（1）被災住民の人数や健康状態の把握

看護職として避難所で看護支援する際には，避難所の環境悪化予防と健康維持啓発活動，運営支援，住民の健康状態の確認が主な業務となる。特に，避難住民の健康状態について把握するために情報収集，分析，記録と整理をし（**表3-1〜3**，pp. 48〜50），その内容を日報に記載し，災害本部，災害医療本部，保健師等に毎日報告する必要がある。避難所は，昼と夜では避難者の人数が大きく異なる。昼間は，被災者の多くは被災した自宅の片付けに出るか，時間が経過すると働きに出るため避難所内は子どもと高齢者だけとなる。東日本大震災のケースでは昼間は行方不明のご家族を捜しに出かける人も多かった。時間が経過すると昼間は避難所から仕事に出かける人も出てくる。避難所で人が最も多くなるのは，

朝食と夕食の配食時となる。伝達したい情報や実施したい内容があれば，最も人が多いこのときに行うのがよい。エコノミークラス症候群や廃用症候群予防のためのラジオ体操なども，人が多い朝夕にやるほうが効果的である。

　更新される災害関連情報にも敏感になっておく必要がある。情報入手しにくい高齢者などに伝える必要があるためである。

（2）Update される被災情報を把握し，必要時に被災者に伝達する

　災害時，最も有用な媒体はラジオである。ラジオは基地局が破壊されない限り放送を聴取することができ，何か活動をしながらでも音は耳に入る。避難所には新聞が置いてあることも多いため読むとよい。携帯電話やインターネットは電力が復旧すれば便利な媒体となる。

（3）避難所を運営している組織やリーダーとの連携

　避難所で看護する際に，被災住民の中にリーダーが存在するのかを探ってみて存在していたら，その人を中心に連携をとる。不在の場合は，できるだけ運営の協力者を作る。

　また，被災地域や被災住民をよく知る行政保健師との連携を試みる。その他，避難所には必ず行政担当者が2名駐在しており，他組織の医療職とも出会う。ボランティアを組織する社会福祉法人や自衛隊が駐留している場合もあるため，さまざまな職種の人々と交流をもち，有用な情報を得て連携し被災地での支援を行う。また，自宅避難者の数の把握は困難であるが，避難所を運営している組織やリーダー，自治会長に聞くと情報を持っている場合があるため情報を得て看護支援の必要性を探る。

　自治会・行政・医療職・社会福祉法人など，自衛隊が駐留している場

合もある。

（4）ライフライン状況と見通しの確認

　生活上，実感できるが詳細は行政から情報を得る。災害発生時に多くの人が避難していた避難所でも，全壊家屋が少ない地域では，ライフラインの普及と共に家に戻れる人が多く，避難所人口が変化する。反対に，全壊家屋が多い地域では避難所の避難者は減少しない。電気・水道・ガス・電話・携帯電話・インターネット回線などのライフラインの破壊と復旧状況や見通しを知っておく。

　①マンパワー稼働状況

　②不足物品・環境改善

　なるべく多くのことをメモ記載し行政や看護職ミーティングで主張する

　③住民のニーズ・優先し検討すべき健康問題

　健康相談を実施した際に，簡単な集計と分析を行う

（5）避難所で起こりやすい健康問題の把握と対応

　避難所で看護する場合，まずは最初に空間の端に立って避難所の空間全体を見渡してみる。見渡してみると，一人ずつの表情や動作がよく見える。苦しそうな人はいないか，咳をしている人はいないか注意深く観察する。他の看護師と手分けして血圧測定をしながら会話をしつつ避難所空間全体を巡回する。「血圧測りましょうか？」と血圧計と聴診器をもち測定しながら巡回すると，被災者達は注意を向けてくれるし，相手に安心感を与えることもできる。最初は被災者からの訴えが生活の不満などであったとしても耳を傾け，だんだん身体についての話にも触れてみる。これまで自身の身体のことに気を配る余裕がない被災者もいるだろ

うから，現在の体調に被災者自身が少しでも気づくことができるよう支
援する。

　避難所で暮らす人々の血圧を測定していると，皆さんの血圧が非常に
高いことに気づくだろう。避難所では，血圧が安定する要素があまりに
少ないからだ。地震・余震に対する不安と恐怖心，将来への不安，プラ
イバシーが保てない，安心できず眠れない，喪失感や焦燥感のある人も
いるだろう。日中に家の片付けをしていて疲れすぎていて眠れない場合
もある。血圧が高いのは被災者だけでない被災地を支援している側も同
じだ。行政担当者や炊き出しをしている人，住民のリーダー的役割（自
治会長など）の人の血圧や体調にも注意を払う必要がある。

　避難所生活のなかで持病が悪化する人々も多い。高血圧・糖尿病・リ
ウマチなど病歴を聴取し，喘息や呼吸器疾患の既往ある人々は聴診器で
呼吸音聴取をするようにする。

（6）直接的ケア

a）災害直後から 1 週間

　避難所内は，多くの避難住民で一人当たりの空間が確保できない，支
援物資や食料が不足，負傷している人がいる状況である。日を追うごと
に居住環境が悪化していく。ライフラインが復旧すると，自宅が全壊し
ていない住民は自宅に戻れるようになるため避難所内の人数には変化が
起こる。

- ・食事
- ・ゴミを分別しゴミ捨て場の清潔を維持する
- ・トイレ
- ・衛生管理：避難所内の環境が悪化しないように，掃除，整理整頓に
　努める

・口腔ケア

・保清

・服薬

b）災害後1週間から1カ月

　支援物資が届くようになるが，食料には日持ちするもので塩分過剰なものも多いため血圧や血糖を上昇させやすいものが多い。野菜や果物は支給されないためビタミン不足になりがちである。1カ月経過するころになると，仮設住宅に当選し避難所を出る人，なかなか当選できず避難所に居続ける人が出てくるため，住民の間には格差や悲哀の感情が出てくる。

c）災害後1カ月

　取り残された被災住民で，自治組織を作り生活をする。生活への不満も高まってくるため口論なども起こりやすくなる。避難所には支援物資が多くなり，住民の物質欲求は下がるが反対に食べ過ぎ運動不足が続くため肥満傾向がみられる。支援物資の偏りについて観察し住民の健康管理に努める必要がある。

d）災害後3カ月

　ボランティア看護師が引き上げる時期となるため，被災地行政による引き留めがあるが被災地外からの支援者はいずれ退去する必要がある。また，被災者の自立を促していくことも重要であり支援者たちはコンフリクトを抱えることになる。住民達に見捨てられ感が高まる時期でもあるため，災害復興のプロセスについてよく説明し理解してもらう必要がある。

参考文献

日本火災学会編：1995年兵庫県南部地震における火災に関する調査報告書，日本火災学会，1996

内閣府（防災担当）：避難行動要支援者の避難行動支援に関する取組指針，2013
http://www.bousai.go.jp/taisaku/hisaisyagyousei/youengosya/h25/pdf/hinansien-honbun.pdf（2019年8月30日アクセス）

日本看護協会：労働者の感染管理
https://www.nurse.or.jp/nursing/shuroanzen/safety/infection/index.html（2019年8月30日アクセス）

https://www.niid.go.jp/niid/ja/tetanis-m/tetanis-idwrs/2949-idwrs-1245.html

厚生労働省：東日本大震災関連情報
https://www.mhlw.go.jp/shinsai_jouhou/shokuhin.html（2018年12月10日アクセス）

6 │ 災害発生時の外部からの支援の あり方について

西上あゆみ

《**目標＆ポイント**》
(1) 災害時の具体的な支援として，被災地に入る支援チームの説明ができる。
(2) 支援に入る者の準備と心構えが説明できる。
(3) 被災地に入る多職種の連携が説明できる。
(4) 支援に入る者へのこころのケアが説明できる。

《**キーワード**》　災害支援ナース，支援のための準備，支援の心構え，多職種連携，支援者へのこころのケア

　第6章では，災害発生時の外部からの支援にはどのようなものがあるかについて学んでいく。災害というとDMAT，救急というイメージがあるかと思うが，被災地では急性期の医療だけでなく，避難所や仮設住宅などで体調をこわす方，こころのケアが必要になる方も存在する。被災地に支援に入る保健・医療・福祉チームとして，**図6-1**のような状態になっているといえる。本章では，これら支援チームについて，災害支援ナース活動を中心に支援に入るための準備や心構え，被災地での多職種連携について学んでいただく。一方で，災害支援に入るということは支援者自体にもこころのケアが必要になるため，これについても学習する。

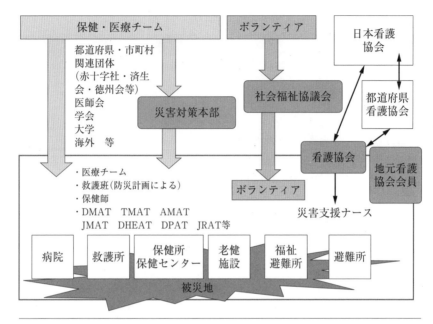

図 6-1　被災地で支援チームを必要とする場所と活動する団体
（文献 1 を一部改変）

1. 被災地に入る看護師の含まれる支援チーム

　表 6-1 に災害時に看護職が含まれる支援チームを示した[1]。国外への対応を見ると，日本では 1982 年，国際救急医療チームが設けられ，海外の災害発生時にすぐ対応できる体制がつくられた。国境なき医師団は 1971 年にフランスで設立された団体で災害や紛争などで命の危機に直面している人に直接医療を届けている。国内においては，全国規模で災害医療対応してきた組織は，自衛隊と日本赤十字社であったが，阪神・淡路大震災後以降，DMAT や災害支援ナースなどさまざまな支援チー

表6-1　看護職が含まれる災害支援のチーム

略称	正式名称
AMAT	全日本病院協会災害時医療支援活動班 (All Japan Hospital Association Medical Assistance Team)
AMDA	認定 NPO 法人アムダ (The Association of Medical Doctors of Asia)
DCAT	災害派遣福祉チーム (Disaster Care Assistance Team)
DHEAT	災害時健康危機管理支援チーム (Disaster Health Emergency Assistance Team)
DNSO	NPO 法人災害看護支援機構 (Disaster Nursing Support Organization)
DMAT	災害派遣医療チーム (Disaster Medical Assistance Team)
DPAT	災害派遣精神医療チーム (Disaster Psychiatric Assistance Team)
HuMA	NPO 法人災害人道医療支援会 (Humanitarian Medical Assistance)
JHAT	日本災害時透析医療協働支援チーム (Japan Hemodialysis Assistance Team in disaster)
JMAT	日本医師会災害医療チーム (Japan Medical Association Team)
JRAT	大規模災害リハビリテーション支援関連団体協議会 (Japan Disaster Rehabilitation Assistance Team)
MSF	国境なき医師団 (Médecins Sans Frontières)
PCAT	日本プライマリ・ケア連合学会 (Primary Care for All Team)
TMAT	特定非営利活動法人 TMAT (Tokushukai Medical Assistance Team)
災害支援ナース	公益社団法人日本看護協会が派遣する看護師
キャンナス	全国訪問ボランティアナースの会

(文献1より引用)

ムが活動するようになってきた。現在では，**表6-1** のように多くの団体
があり，さらに DWAT（災害派遣福祉チーム），深部静脈血栓予防のた
めのチーム，感染症対策支援チーム，糖尿病患者へのサポートチームな
ど新たな団体も増えてきている。

（1）DMAT

　DMAT は，災害派遣医療チーム（Disaster Medical Assistance Team）
の略である。発災から 48 時間以内の災害急性期に，応急治療・搬送・ト
リアージなどの医療を行う。あわせて被災地内の病院支援等の活動も行
う。活動の詳細については，すでに「第2章 災害医療について」で学ん
だとおりである。

（2）災害支援ナース（日本看護協会）

　災害支援ナースは，日本看護協会が看護職能団体の一員として，被災
した看護職の心身の負担を軽減し支えるよう努めるとともに，被災者が
健康レベルを維持できるように，被災地で適切な医療・看護を提供する
役割を担う看護職である[2]。災害の規模などに応じて「レベル 1・2・3」
に区分し，災害レベルごとに定められた方法で，日本看護協会または災
害が発生した都道府県看護協会が災害支援ナースの派遣調整を行う（**図
6-2，表6-2**）。都道府県看護協会に登録されており，2018 年 3 月末時点
で，登録者数は 9,413 名とされている。災害支援ナースの活動場所は，
原則として，被災した医療機関・社会福祉施設，避難所（福祉避難所を
含む）を優先している。また，活動時期は発災後 3 日以降から 1 カ月間
を目安とし，個々の災害支援ナースの派遣期間は，原則として移動時間
を含めた 3 泊 4 日となっている。災害支援ナースに登録するための要件
は**表6-3** のとおりである。

92

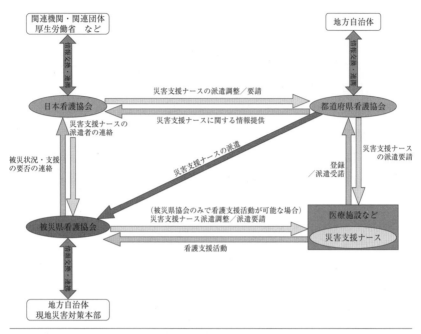

図 6-2　災害支援ナースの派遣の仕組み
　　　（文献 2 より引用）

（3）DPAT

　DPAT は，災害派遣精神医療チーム（Disaster Psychiatric Assistance Team）の略である。自然災害や航空機・列車事故，犯罪事件などの集団災害の後，被災地域に入り，精神科医療および精神保健活動の支援を行う専門的なチームである。厚生労働省が2013（平成 25）年度に DPAT 活動要領を定め，都道府県等で DPAT 体制整備が進められた。主な活動は，本部活動，情報収集とニーズアセスメント・情報発信，被災地での精神科医療の提供，被災地での精神保健活動への専門的支援，被災した医療機関への専門的支援（患者避難への支援を含む），支援者（地域の医

表 6-2　災害支援ナース派遣のための災害時支援の対応区分

災害対応区分	災害支援ナースを派遣する看護協会	派遣調整
レベル 1（単独支援対応）被災県看護協会のみで看護支援活動が可能な場合	被災県看護協会が災害支援ナースを派遣する	被災県看護協会
レベル 2（近隣支援対応）被災県看護協会のみでは困難または不十分であり，近隣県看護協会からの支援が必要な場合	被災県看護協会および近隣県看護協会が災害支援ナースを派遣する	日本看護協会
レベル 3（広域支援対応）被災県看護協会および近隣県看護協会のみでは困難または不十分であり，活動の長期化が見込まれる場合	全国の都道府県看護協会が災害支援ナースを派遣する	

（文献 2 より引用）

表 6-3　災害支援ナースへ登録するための要件

・都道府県看護協会の会員であること。
・実務経験年数が 5 年以上であること。
・所属施設がある場合には，登録に関する所属長の承諾があること。
・災害支援ナース養成のための研修を受講していること。

　また，災害支援ナースとして登録する際に望ましい条件は，以下の通りです。
・定期的（1 年に 1 回程度）に本会または都道府県看護協会で開催する災害看護研修もしくは合同防災訓練への参加が可能であること。
・災害看護支援活動も補償の対象に含まれる賠償責任保険制度に加入していること。
・帰還後に都道府県看護協会が主催する報告会・交流会などへの参加が可能であること。

（文献 2 より引用）

94

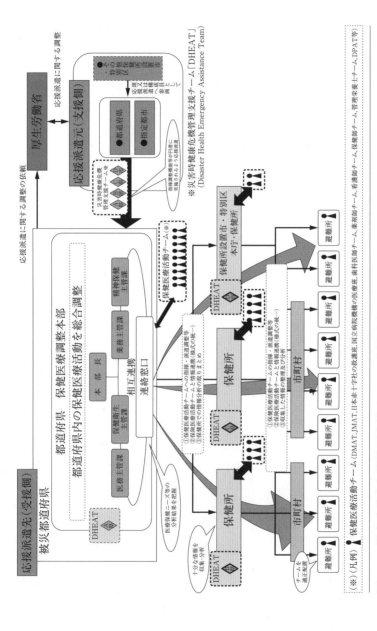

図 6-3 災害時健康危機管理支援チームの応援派遣
（文献 4 より引用）

（※）（凡例）🚶 保健医療活動チーム（DMAT, JMAT, 日本赤十字社の救護班, 国立病院機構の医療班, 歯科医師会の歯科医師班, 薬剤師会の薬剤師班, 看護師チーム, 保健師チーム, 管理栄養士チーム, DPAT等）

療従事者，救急隊員，自治体職員等）への専門的支援などである。先遣隊がDMATと連携をとりながら，発災後すぐに活動を始め，必要に応じて数週間から数カ月活動を行う[3]。

（4）DHEAT

　災害が発生した場合，被災地方公共団体の指揮調整機能が混乱し，限られた支援資源の有効活用や被災状況に応じた支援資源の適正配分ができないため，健康危機管理対応が困難となることが懸念された。2017年，大規模災害時の保健医療活動に係る体制の整備の推進を目的として，各都道府県の災害対策本部の下に，保健医療調整本部を設置するとともに，保健所において，保健医療活動チームの指揮または連絡等を行うほか，保健医療ニーズ等の収集および整理・分析を行うことが，厚生労働省より通知された。災害時健康危機管理支援チーム（Disaster Health Emergency AssistanceTeam：DHEAT）は，人的支援にあたるもので，被災都道府県の保健医療調整本部および被災都道府県などの保健所の指揮調整機能などへの応援のために，災害発生時の健康危機管理に係る指揮調整などに関する専門的な研修・訓練を受けた都道府県などの職員を中心として編成し，被災都道府県からの応援要請に基づいて応援派遣されるものとして作成された[4]。

（5）保健師派遣

　発災時に市町村保健師は地域住民の直接的サービスを最前線で展開することになり，都道府県や保健所は，被災市町村の保健活動の支援や協働する役割を担っている。保健師は災害を含む健康危機への対応が求められており，とくに大規模災害発生時には厚生労働省から全国規模で派遣が行われる。自治体保健師に対しては，全国保健師長会から「大規模

災害時における保健師の活動マニュアル」が示されている[5]。

（6）その他のチーム

　その他のチームとして，看護師が参加しているチームには，JMAT（日本医師会災害医療チーム：Japan Medical Assistance Team）や AMAT，TMAT などがあり，さらに国内外の救援を行っている AMDA，HuMA などを代表とする NPO 団体がある。JMAT は，急性期をになう DMAT と入れ替わるように被災地支援活動に入り，避難所や救護所における医療活動や，避難所の状況把握と改善，在宅患者や避難者の健康管理など，被災地の医療体制が回復するまでを支えようと活動している。

　日本赤十字社は，全国に支社があり，災害時には大規模な派遣が行われている。災害救護活動には，赤十字の人道的任務として自主的判断に基づいて行う場合と，災害対策基本法や武力攻撃事態などにおける国民の保護のための措置に関する法律（国民保護法）における指定公共機関として，国や地方公共団体の行う業務に協力する場合とがある。災害時に備えて，赤十字病院の医師，看護師などを中心に編成される救護班を全国で約 500 班（約 7,000 人）編成している。災害が発生すると，ただちに救護班（1 班あたり医師・看護師ら 6 人）や dERU（国内型緊急対応ユニット）を派遣し，救護所の設置，被災現場や避難所での診療，こころのケア活動などを行っている[6]。

　済生会も国内外で災害援助活動に取り組んでいる。2011 年東日本大震災では，発災直後，10 病院から DMAT が緊急出動したほか，本部事務局に災害対策本部を設置。同年 12 月までに 46 病院から延べ 519 人の医師・看護師ら，10 の福祉施設から介護職 14 人を派遣した[7]。

2.　支援に入る者の準備，心構え

（1）支援に入る者の準備

　支援に入る者は，まず健康でなければならない。心身ともに体調が万全でなければ，被災地で有用に活動することができない。次に派遣期間中の自分の身分保障についてである。有給で行くのか，出張になるのか，このことによって被災地に入る保険を備えておく必要がある。

　支援に入るときになって急に準備できないこととして，職場への説明がある。災害は突発的に起こるため，タイムリーに被災地に入るには，職場で急な勤務変更をお願いしなければならない。基本的に平時，病院の病棟に勤務する看護師は1カ月単位で勤務表が作成されている。災害が発生すれば支援に入ると考えているとき（例えば，支援ナースに登録するとき）に，職場の上司や管理者に了解を得ておくことが必要である。平時から同じ部署の看護師にも説明しておく。同様に被災地に入りたい気持ちがあるということに，家族の許可も得ておくべきである。実際に派遣となれば，同僚との勤務変更や引き継ぎ，派遣日以降の予定をキャンセルすることも必要である。

　被災地では，電源や通信機器が必ずしも使用できるとは限らないので，できる限り被災地の情報や地図などを入手していくほうがよい。それも印刷したものを持っていく。物品も含め，支援に入る場合，自己完結型といわれるが，情報収集に関しても自分で責任をもって集めることが準備である。

　持参するものは，**表 6-4** のようなものである。被災地に迷惑をかけないのが基本であるため，十分に被災地をイメージして用意しなければならない。自分の居住する地域から遠ければ，気候も異なる。被災地で停電中であれば，ヘッドライト（懐中電灯）のようなものも必要である。

表6-4　支援者の持ちもの

自分のために必要なもの	支援のために必要なもの
①現金（交通費，食費程度）	①名札や身分証明書
②ティッシュ	（災害支援に関する登録書）
③寝袋	②ヘッドライト（電池）
④タオル	③ペンライト
⑤自分のための常備薬	④処置用ゴム手袋（2-3双）
⑥着替え（底の厚い靴，動きやすい服装）	⑤はさみ・カッター・セロテープ
⑦食事・飲料水（1日2L）	⑥血圧計・聴診器・体温計
⑧携帯電話・充電器	⑦アルコール綿
⑨洗面用具	⑧即乾式手指消毒薬
⑩帽子（ヘルメット）	⑨軍手
⑪使い捨てカイロ・虫除けスプレー	⑩現地地図
（季節に応じて）	⑪筆記用具・ノート
⑫携帯用ラジオ	⑫とげぬき
⑬体拭きシート（季節や派遣先でのライ	⑬バインダー
フライン（水）を考慮）	⑭温度計・湿度計
⑭雨具	
⑮笛	注）支援のためには大きな鞄を用意
⑯ビニール袋	する．さらに貴重品を身につけるた
⑰マスク・ゴーグル	め，ウエストポーチやポシェットを
⑱軍手	用意しておく．

（文献1，p.214を一部改変）

　災害が発生してから揃えていては時間もかかるため，日常から装備と物品の有効期限について点検を行っておく．また，支援グッズも災害発生とともに店頭で手に入りにくくなることもある．基本的にもっていったものは，ごみを含めて持ち帰るつもりであることも準備の時に心がけておかないといけない．つまり，かさばらないもので準備しておくということである．

　支援に入る者同士は，当日，現地または，現地に向かう交通機関の中

で初めて顔を合わせることが多い。事前にブリーフィング[注1]などを活用して，活動期間を見据えてどのようなことをしようとするのか，自分は平時どのような人を対象に看護しているのかなど，支援者同士お互いの自己紹介も含めて実施しておくとよい。

（2）支援に入る者の心構え

被災者のこころの反応については，8章で詳述されている。支援者は，被災者の反応によりそうようにケアに入る必要がある。被災しているという状況は，被災者側には援助される側になっているという印象が持たれる。被災者と支援者は同じ立ち位置であることを忘れてはいけない。被災者に対して，日頃の看護と同じことではあるが，誠実に対応すること，傾聴の姿勢を忘れないこと，正確な情報提供を行うこと，倫理的配慮をすることが大切である。「頑張れ」という言葉に代表されるような安易な励ましはしない。

被災者との関係づくりであるが，自分が看護師であることを含め，自己紹介から行う。病院でも初めて入院してこられた患者との関係づくりは簡単とはいいがたい。同じように被災者との関係づくりも丁寧に行っていく必要がある。しかし，看護師であるからこそ，「よく眠れています

注1）ブリーフィング（Briefing）
　定義　　救護活動を通して受けるストレスを軽減し，処理するために活動前に任務の説明とストレス処理法についての情報提供を受けること
　解説　　ブリーフィング内容として以下のものがある。
　①目的地や任務の内容を知り，困難や危険を予想することにより，おこりうる事態へのこころの準備をする。
　②こころがまえ自分の役割を明確にして，自分になにが期待されているのか，なにができるのかを把握し，自分自身であまり大きな期待をもたない。
　③ストレスに備えるストレス症状やその自己処理法，相互援助について理解し，ストレスに備える。
　（日本災害看護学会災害関連用語　http://words.jsdn.gr.jp/words-detail.asp?id＝38）

か？」「血圧を測らせていただいてもよろしいでしょうか？」という健康を気遣うコミュニケーションは，被災地に入るどのボランティアよりも受け入れていただきやすい。実際に便秘をおこしている，血圧が高いなどから，被災によるストレスを直接的に話すきっかけにもなりえる。

　被災地に行く場合，自分で情報収集をしていくことを先に記載したが，心構えとして活動は支援先の指示に従うものの，できるだけ支援先の負担にならないようにすることが大切である。説明してもらわなければわからないこともあるが，支援者が支援先のライフラインの稼働状況や道路事情，地図を入手して被災地の現状を把握していると，支援先の説明は少なくてすむ。支援者は自分にとって初めてのことでも支援先にすれば，支援者が変わるたびに同じことを説明しなければならないので，負担になるのである。

3. 被災地での多職種の連携

　被災地に入るということは，例えば，DMAT は，医師・看護師だけで構成されるのではなく，ロジスティック[注2]を担当する事務なども含まれる。被災地に入る支援チーム自体が，医師・看護師だけでなく，多職種の連携で成り立っているといえる。DPAT は，基本的には精神科医師，看護師，ロジスティックで構成されるが，被災地の状況に応じて，児童精神科医師，薬剤師，保健師，精神保健福祉士，臨床心理士を含めた構

注2）ロジスティック（Logistics）
　兵站を表す軍事用語であり，物資の配給，兵員の展開等，作戦を行う部隊の支援を企画し，実施することである。近年においては企業の物流活動全般をさす用語として使用され，一般に定着してきている。千田は，ロジスティックを災害地で医療活動を展開する人員の確保，医療資器材の手配，被災地における行政機関等との調整の全般をさす用語とした。
　（千田　良，日本の災害医療のロジスティックスはどうあるべきか？，日本集団災害医学会誌16：201-204，2011）

表6-5　熊本地震における NPO などの活動例

・熊本県域 118 カ所の避難所に生活環境の調査を実施
・トイレ・寝床・食事・衛生環境などの改善の実施
・避難所のレイアウト作り・設営，避難者に配慮した空間の整序
・福祉避難所のレイアウト，設営，運営の支援
・義援物資の管理，配送
・段ボールベッド，介護用品の手配
・避難所への炊き出しの調整
・サロンや足湯などの生活不活発病防止プログラム提供
・住民による自主運営への移行に向けた支援
・拠点避難所への集約や避難所解消に向けた支援　など

（文献 8 より引用）

成をとる場合もある。

　被災地内に入ると，避難所では，看護師だけが活動しているわけではなく，行政の職員，医療職でない一般のボランティアなども活動していることがある。また，避難所に滞在していると先に述べたいろいろな支援チームが来訪する。被災地における人の出入りは相当あるといえるし，中には初めて知る支援チームも少なくはない。不特定多数の人が来るところであり，盗難や犯罪に巻き込まれる可能性もあり，注意が必要である。平時に被災地に来る多職種や支援団体のことを学び，その団体・チームと連携して支援していくことが望まれる。

　防災白書によると熊本地震においては，行政や地域住民だけでは対応が困難な状況が見受けられた。これは，避難者の数が一時 18 万人以上に及び，最大 855 カ所の避難所が開設されるなど数が膨大だったことや，地方公共団体の職員や地域住民が必ずしも大きな被害が発生する災害への対応に，習熟していなかったことが考えられる。このため，個人ボランティアや NPO などの支援は被災者や被災地にとって大きな力となった[8]。**表6-5** には，活動例が示されているが，避難所の活動で連携するこ

とが重要になることがわかる。

4. 支援活動中のこころえ

ナイチンゲールは看護とは「新鮮な空気，陽光，暖かさ，清潔さ，静かさなどを適切に整え，これらを活かして用いること，また食事内容を適切に選択し適切に与えること，こういったことのすべてを，患者の生命力の消耗を最小にするように整えること，を意味すべきである」と「看護覚え書」で述べている[9]。このことは被災地支援でもあてはまる。被災者に対して行うことは，第9章からはじまる災害時要援護者へのケアを参考に対応していただければよい。こころのケアや災害時特有の疾患なども同章で確認していただきたい。

ここでは，被災者看護には新鮮な空気，陽光，暖かさ，清潔さなどの環境を整えること，被災者の食事内容に気を配り，被災者の健康管理に努めることも含まれることを強調したい。つまり，トイレや洗面所の清潔状態，避難所の清掃などに気を配るということである。災害で直接被害を受けていなくても，その後に精神的ショックを受けたことや避難所を含む厳しい避難環境から災害関連死を起こす可能性がある。避難所に支援に入るとき，**図6-4**のようにさまざまな点を考慮して災害関連死を発生させない対応が必要である[1]。

看護師が行う支援として災害時に限ったことではないが，倫理原則を守ることが大切である。看護実践にとって重要な倫理原則には，①善行と無危害，②正義，③自律，④誠実，⑤忠誠がある。例えば，被災者にとってよかれと思って，片づけ，汚れたものを処分したが，実は非常に重要なものであったかもしれない。このように善行や無危害の実践でも難しいことがある。災害看護の基本に関する実践能力5項目[10]の中に「被災者の意思決定を支える援助を行う」「被災者の背景の多様性や個別性

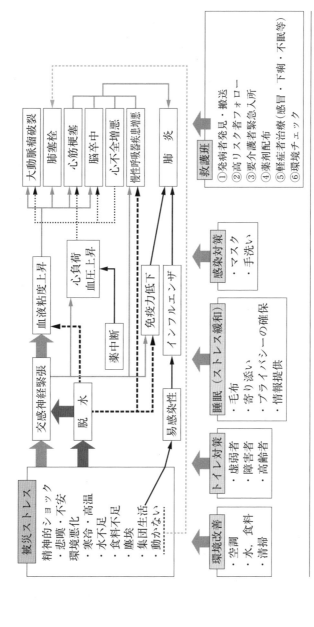

図 6-4　災害関連死の発生機序と対策
（文献 10 より引用）

を理解して援助する人間関係を形成する」とあるが，刻々と変化していく被災地の中において，何が正しい情報であるかの判断も難しく，個々の状況にあって被災者の価値観やライフスタイルにあった援助になっているかは支援者が自らに問いかけながら，援助していくことが必要である。

　支援活動中の記録について，筆者は日記をつけることをすすめる。まったくの個人のボランティアでないかぎり，支援活動では帰還後に報告書が求められる。また，支援活動自体が貴重な経験であるため，後述しているが，支援活動を所属施設や派遣元（支援ナースの場合，看護協会）から発表を求められることもある。何よりも自分が次に支援活動を行うための課題などを見つけることもできるため，当日の支援終了後，睡眠をとるまでの30分ほどの時間でよいので，日記を記すことをすすめる。併せて，写真を撮っておくこともよい。もちろん，被災された方や避難家屋を不用意に撮ること，記念写真を撮ることは勧められないが，一目瞭然という言葉があるように筆記だけでは示しきれないことがある。

5.　支援に入る者へのこころのケア

　災害時の支援者には，現地で自らも被災しながら支援する者と，被災地外から支援に入る者がいる。被災したつらい経験を聞くことで，支援する側も被災者と同様に不安や不眠，抑うつ，無力感などが現れる者もいる。一般的には，外部から支援が入るまでに少し時間がかかるため，現地で被災しながら支援している者は，物資の不足する中で過重労働が課されてきた可能性がある。被災地外から支援に入る者は，現地での支援が不足していることを感じても，被災しながら支援している者を責めるようなことがあってはならない。

　被災地外から支援に入る者は，被災者の役に立ちたいという強い使命

感や動機をもって参加している可能性が高い。しかし，被災地では必ずしもテレビドラマのような避難所でなかったり，自分が想像していた量や質の業務でないことも多い。このことで手ごたえを感じず，自分の無用感，不要感を感じることもある。一方で，支援経験がはじめての場合，自分が現地に行って役に立つかという不安を持ちながら参加していることもある。支援者は，通常，同施設から派遣されるということではなく，複数の施設から各1名という単位で派遣され，現地で初めてチームを組むことがある。つまり，被災者とも初めての関係づくりであるが，支援者同士でも関係づくりを経験しなくてはならない。

　上記をまとめると，支援に入る者も経験などに左右され，大小はあるもののストレスを感じ，こころのケアが必要であるということである。現地で活動中は，一緒に活動する者との会話から互いにストレスを感じていないかチェックしあうべきである。つまり，バディシステムを用いるのである。また，支援終了後には，安全な自宅へ帰ることの罪悪感や，支援自体をできていたのかと自問や評価をしてしまい，落ち込む可能性もある。支援者自身も支援期間は限られた時間であり，すべてを解決することはできない，短時間でもリラックスの時間をもつ，食事を行うということを意識して心がける必要がある。ある程度は，自然に回復するであろうが，できれば帰宅後において，支援者のデブリーフィングができるような体制が求められる。

6. 支援活動終了後のこころえ

　支援終了時期に「被災者離れ困難症」を感じる支援者がいる。または，通常の生活に戻ってからも被災地のことを気にかけてしまう状況が起こる。災害は同じ災害でも，場所や季節が変わればその状況はそれぞれ異なり，支援経験というのはそれぞれが大切な体験である。病院によって

は支援者が帰院したのちに院内で報告会を企画している。また，日本災害看護学会や日本災害医学会では，年次大会で積極的に支援活動が報告されている。被災地での活動を文字にして発表することで，自分の活動の振り返りにもなり，その経験は次にいかされる。さらに支援が入るような災害は通常，災害自体が大きいため，1〜数カ月の支援が行われている。学会で発表することで，自分が気になっていた現地の復興情報を得られる可能性もある。先に述べた「被災者離れ困難症」や被災地が気になることに対して，その後の報告会や学会発表で自分の前後の支援者と会う機会にもなると，緩和につながると考える。

引用文献

1) 三澤寿美，太田晴美（編）：災害看護（Basic & Practice 看護学テキスト統合と実践）．学研メディカル秀潤社，2018
2) 日本看護協会：災害看護．
https://www.nurse.or.jp/nursing/practice/saigai/index.html（2019 年 1 月 11 日アクセス）
3) 厚生労働省委託事業 DPAT 事務局：災害派遣精神医療チーム Disaster Psychiatric Assistance Team DPAT, 2018
https://www.dpat.jp/images/dpat_documents/1.pdf（2019 年 1 月 11 日アクセス）
4) 厚生労働省健康局健康課長：災害時健康危機管理支援チーム活動要領について．2018
https://www.mhlw.go.jp/file/06-Seisakujouhou-10900000-Kenkoukyoku/0000198472.pdf（2019 年 1 月 14 日アクセス）
5) 日本公衆衛生協会・全国保健師長会：大規模災害時における保健師の活動マニュアル．2013.
http://www.nacphn.jp/02/pdf/saigai_H25_manual.pdf（アクセス 2019 年 1 月 15 日）

6）日本赤十字社：国内災害救護とは.
　http://www.jrc. or.jp/activity/saigai/about/（アクセス 2019 年 1 月 14 日）

7）社会福祉法人恩賜財団済生会：災害援助活動.
　https://www.saiseikai.or.jp/about/activities/（アクセス 2019 年 1 月 14 日）

8）内閣府：防災白書.
　http://www.bousai.go.jp/kaigirep/hakusho/h29/index.html（アクセス 2019 年
　1 月 14 日）

9）フローレンス・ナイチンゲール著，簿井坦子，小玉香津子他訳：看護覚え書. 現
　代社，2011.

10）酒井明子他：ナーシング・グラフィカ看護の統合と実践③災害看護. メディカ出
　版，2018.

参考文献

・Sara. T. Fry 著，片田範子他訳：看護実践の倫理. 日本看護協会出版会，2010.
・兵庫県立大学大学院看護学研究科 21 世紀 COE プログラム.
　http://www.coe-cnas.jp/21coe/link.html（アクセス 2019 年 1 月 14 日）

研究課題

【課題1】　身近な災害を取り上げて，災害発生時に被災者の医療や健康
　　　　　を守るためにどのような職種・チームが活動しているか調べ
　　　　　てみよう。

【課題2】　自分が被災地に支援に行くのであれば，どのように調整して
　　　　　いくかについて考えよう。また，3 泊 4 日であれば，どのくら
　　　　　いの荷物になるだろう。

7 | 災害発生後の復興を含めた 長期的なケアについて

神﨑初美

《目標＆ポイント》
(1) 被災地の復旧・復興における人々の生活再建のプロセスについて学ぶ。
(2) 復興期に起こりやすい問題と課題，その背景について学ぶ。
(3) 復興期に行われる公的生活支援と地域住民活動について学ぶ。
(4) 仮設住宅・災害復興支援住宅における看護活動について学ぶ。
(5) 災害復興と，「まちの保健室」のできた背景，行っている活動について学ぶ。
《キーワード》 復興期，仮設住宅，災害復興支援住宅，まちの保健室，孤立死

第7章では，災害の中長期となり復旧・復興していく中での人々の生活再建プロセスとその中で起こる問題や課題，そしてその対策として行われている支援について学ぶ。

1. 地域の回復プロセス

災害からの回復プロセスには，災害が起こっていない「備えの時期」，災害後の「急性期」，「亜急性期（中期)」，「長期」があり，その回復プロセスに合った保健活動が要求される（第1章 p.9）。

一方，被災者のコミュニティに関する回復プロセスについて David L Romo (1995)[1]は，自分や家族・近隣の人々の命を守るために，危険をかえりみず，勇気ある行動をとる「英雄期」，劇的な災害の体験を共有しくぐり抜けてきたことで，被災者同士が強い連帯感で結ばれ被災地全体が

暖かいムードに包まれる「ハネムーン期」，被災者の忍耐が限界に達し援助の遅れや行政の失策への不満が噴出する「幻滅期」，被災地に日常が戻りはじめ被災者も生活の建て直しへの勇気を得るが，復興から取り残され，支えを失った人はストレスの多い生活が続く「再建期」があると述べている[1]。被災地での活動は，この被災者のコミュニティに関する回復プロセスを理解したうえで行う必要がある。

　次に，保健師の活動視点からの地域の回復プロセスについて述べる。保健師は，地域で暮らす個人を対象に保健活動を行っている。したがって，災害が発生した際には，被災者の安否確認を迅速に行うことが職務として求められている。特に，独居高齢者，高齢者夫婦だけで生活する人々，障害をもつ人々など要配慮者の安否確認から始まり，住民の健康状態の把握に努める。被災地で活動していると，災害支援ナースとしてこのいわゆる「ローラー作戦」と呼ばれる安否確認について被災地域の保健師の業務を手伝うこともある。

　ここで，被災地外の保健師の業務について紹介する。

　平成24年度地域保健総合事業による「大規模災害における保健師の活動マニュアル」[2]によると，大災害時には，被災地保健師は現地の市町村や保健所，保健活動を統括する本庁での指揮に沿い，被災地外の保健師は，被災地からの派遣要請により被災地への中長期の派遣体制を組み，実際に派遣され保健活動を行う。保健師の派遣要請は厚生労働省により実施される。

　被災地での保健活動の実際では，地域の状況を把握するための情報収集，従事可能な職員の確保と職場の体制の構築，必要に応じ応援や派遣要請，関係団体への協力の要請を行う。具体的な活動としては，救護活動，避難所における環境整備と避難者の健康管理，災害時要援護者の安否確認と医療・福祉・介護サービスへのつなぎ，在宅者の家庭訪問，健

康調査，感染症サーベイランスなどがある[2]。

　災害時に保健師が記述する各種帳票には以下のようなものがある。保健師は，行った保健活動や環境調整について，医療本部や保健所に毎日報告することになる（pp. 48〜50）。被災地に派遣され保健師を手伝う看護師もこれらの記録を行う場合もある。

　・健康相談票
　・避難所情報（日報）
　・避難所避難者の状況（日報）
　・派遣元自治体活動報告書
　・健康相談票，経過用紙
　・仮設住宅入居世帯調査票
　・仮設住宅入居者健康相談票（初回用・継続用）
　・仮設住宅保健師活動報告
　・巡回健康相談実施集計表

　災害に遭った地域が速やかに復興していくためには，あらかじめ地域や各個人が自らの減災力を強くしておく必要がある。東日本大震災や多くの災害経験からの教訓にあるように，減災には，医療者や行政の努力だけでなく地域住民の自助共助が重要となる。災害時の対応は，急病や看取り時にも応用でき，それを看護職が「看護力」として伝授し教育すれば地域在宅も実践できると考える。

　地域特有のリスクを考慮した減災のためのフレームワークに CBDM（Community Based Disaster Management）[3]がある。CBDM は，主に南アジアやアフリカなどで用いられてきた住民の意識向上と組織化の方法，脆弱でリスクの高い地域を変える手法であり，ステップを追って実践できる。脆弱な国々で使われてきた CBDM だが，頻発している日本の自然災害，人災が与えている地域住民への影響，コミュニティの自助

表7-1　CBDMによるリスクある地域を変えるプロセス

	項　目（1から順に7まで）	実　践　内　容　と　具　体　例
1	地域・住民の関係づくり（最初のプロセス）	地域・住民の心が通じ合うような関係づくりはできているか。 例）地域行事の実施 　　＊実施できていない障壁がある場合は、「2. 地域のリスクプロファイリング」へ
2	地域のリスクプロファイリング（リスクの把握や洗い出し）	ハザード・脆弱性・地域や人々の能力・人々の危険認知度と対応能力を明確にする（＊参加型行動研究による手法で実施）。
3	地域のリスクアセスメント	リスクから地域住民が受ける影響の「大きさ」と必要となる「対応能力の量」を分析し、リスク軽減を図るために必要な内容やプログラム実施の意思決定を行う（＊参加型行動研究による手法で実施）。
4	初動（発生）時の減災行動計画の作成	住民がリスクを自覚することや訓練トレーニングや教育方略 例）避難行動や救命訓練、個人の備えなど現実的な知識提供を行う。できるだけ地域の実情に合わせ、例えば誰から避難させるかの避難トリアージや、避難所までが遠い場合は要援護者を誰の自宅に一時避難させるか等できるだけ具体的に計画を立案する。
5	対処できる仕組みづくり（短期・中期・長期）	組織化と動員していくうえで考慮する必要のある特性 例）日頃、自発的にリーダーシップがとれる人を発掘し複数集めて動機づけを高め、組織化とまちの活動（教育と訓練）を始める。趣味や職業や特技を活かし役割分担、各個人の負担（分散型）も軽くする。
6	リスクを減らすプログラム（短期・中期・長期）	具体的な組織強化と実践方略を構築 例）災害初期：災害発生時の対応と避難行動、とくに要援護者支援の具体化 　　災害中期：自宅の備えと健康維持の方法、自助共助を促す方法 　　災害長期：まちの復興に必要な具体的実践内容の立案をする。
7	モニターし評価する	計画・評価を継続し繰り返す。効果的で影響力のある実践を集積する評価と指標：地域住民が回答した災害備え尺度の合計得点とその経年変化の測定、地域の実状に合わせ実施したイベント回数や訓練回数（地域住民が目標値を設定）、地域住民が会議により達成度と改善点について話し合う。

共助の希薄化を考えると日本にも十分な適用があると考える。

　また，個人やコミュニティの強化を基盤とする研究として，参加型行動研究（Participatory action research）がある。これは個人や地域コミュニティに焦点を当て，研究者とともに地域住民が自ら生活の状況の改善や課題解決，提言のため取り組む研究である[2]。これは，住民の共生能力，個人の力量形成（エンパワーメント）を，住民の主体的参加によって高める，住民による住民のための研究である。Ray（1995）も研究の中に住民が参加することにより，結果から住民自身が地域の課題や限界を知り，健康問題の予見に役立つなどその意義を明らかにしている[3]。

　ここでは減災のためのフレームワークである CBDM[1)4) を紹介する。CBDM によるリスクある地域を変えるプロセスについて，1〜7 の項目を基に筆者が実践内容と具体例をオリジナルに作成してみた。書いてみるのは簡単であるが，よいと思われることをどのように実践を具現化していくかは難しい。けん引する力や危機感，地域住民たちの強い意志が必要となる（**表1**）。

2. 復興期に起こりやすい問題と課題

　災害後は，高齢者の医療や介護における需要が増大するが，医療従事者や医療機関の多くは被災しているため，地域の医師や看護師らの専門職の確保が困難で地域ケアの人材が不足する。復旧期を終えると，被災地外からの派遣医療チームやこころのケアチームが撤退するため，一度過密になった支援が激減することで，被災地では支援不足が生じ，そのために住民のなかには見捨てられ感を感じる場合もある。

　被災し自宅に居住できなくなった人々は，仮設住宅を経て復興支援住宅へと移り住むことになるが，被災地では往々にして仮設住宅や復興支援住宅を建設する土地が不足し，住み慣れた家やコミュニティとは遠く

離れ，希望しない土地住宅に住まざるを得なくなる。人々の生活環境は変化し，近隣との交流が希薄となることが必然的に起こるのである。住民は生活への不安不満からストレスも高くなるため，同居の高齢者へのドメスティックバイオレンス（DV）や近隣のもめごとなども起こしやすくなる。中高年者は災害に遭い，近親者や多くの友や大事な物を亡くした喪失体験が重くのしかかり，明日も元気に生きていこうという気力をなくして社会から徐々に離脱し人々は部屋に閉じこもるようになる。そして，近隣住民や地域コミュニティとの交流を避けるようになり，対人関係を断裂させていく。被災し失った生活基盤から，経済的困窮を抱えている被災者も数多い。普段から他者と交わることを好まない，または，交われない人々は，自らの体調の変化や病気の兆候を発見できないか，気づいても具体的な行動を起こさない可能性がある。このような問題が顕著に起こったのが阪神・淡路大震災後の仮設住宅であり，仮設住宅での孤独死が社会問題となった。孤独死になった 65 歳以上の病死男性の 3 割がアルコール性が遠因だとみられる肝臓疾患であったという[5]。また，アルコール依存症は孤独死の病死の 30 ％にも上っている。人々は外出する代わりにアルコールを飲む機会が増加し，飲酒が高じて食事をしない不健康な生活からビタミン不足や栄養不良状態となっていく。年齢を経ると一つや二つはもっていただろう慢性疾患の治療も放置し，身体も虚弱化し衰弱死や急病死したと思われる。この経過は 1 年や 2 年ではなく 5 年 10 年という長期の経過で起こっていったと思われる。解決するには，どこかでこの負の連鎖を断ち切ることが必要となる。つまり，他者との交流により異変や病気の発見につなげる必要性がある。2011 年に起こった東日本大震災ではこの教訓をもとに，仮設住宅内にコミュニティ広場や自治会館をつくるなどコミュニティづくりに力を注いでいる。阪神・淡路大震災後の教訓を生かした復興支援に取り組んでい

る。

　子どもについても，災害後は遊び場や近隣の交流行事がないことで，親子ともストレスが高くなる。サバイバーギルト（生き残った罪悪感）や，生活不安からうつなどの精神症状や自殺などが発生する場合もあり，またその発生による周囲への影響も起こる。

　東日本大震災では沿岸地域で暮らす人々は家も仕事も失った人々が多くいた。ある漁師夫婦は，「漁をする船が流され，その船はローンで購入していた。そのローンも残っているのに，次の船など買えない。生活再建など不可能だ」と災害支援ナースに話した。生活基盤のめどが立たないという不安は，その解決となる新たな就職口や経済的支援が充実しないと解決が難しい。

3.　復興期に行われる公的生活支援と地域住民活動

　被災地において復興期に行われる復興施策としては，住まいと暮らしの再建，安全な地域づくり，産業と経済復興がある。住まいと暮らしの再建とは具体的には，緊急の住宅確保，復興支援住宅の供給と再建，雇用の維持と確保，被災者への経済的支援，公的サービス等の回復がある。安全な地域づくりには，公共土木施設等の災害復旧，安全な市街地と公共施設整備，都市基盤施設の復興，文化の再生がある。産業と経済復興には，情報収集と提供と相談，中小企業の再建，農林漁業の再建がある[6]。これらの支援がいつ頃にどの部署で行われる必要があるかは行政から図表など示されてはいる。しかし，被災地の住民たちは，災害時のこれらの支援が滞っていると感じていることが多いため，常に予定や見通しをあらゆる手段を用いて伝えていく必要がある。

　地域住民の見守りや支援としては，阪神・淡路大震災後の仮設住宅や復興支援住宅における閉じこもりや孤独死を減少させるため，国や行政

は，仮設住宅や復興支援住宅の見守りをするライフサポートアドバイザー（life support adviser：LSA）を設置した。LSA とは公営のシルバーハウジングと民間の高齢者向け優良賃貸住宅などに派遣される人材であり，30 世帯に 1 人が基準である。市町村が介護保険施設などに委託し，施設職員が就く。厚生労働省は業務内容を，生活指導・相談，安否確認，一時的な家事援助，緊急時の対応，関係機関等との連絡，その他日常生活上必要な援助としている。泊まり込み型や巡回型など，自治体によって勤務形態は異なる。地域資源や高齢者をつなぐことや，さまざまな地域の顔見知りに囲まれ，時に支援され，人々が自立した生活ができるようコーディネートする役割である。地域コミュニティと協力するだけでなく NPO 同士の協力も密にしている。

　また，阪神・淡路大震災を経た兵庫県では，災害復興支援住宅に居住する高齢者世帯などを対象に，安否確認，生活指導，相談対応，コミュニティづくりの支援等を行う高齢世帯生活援助員（senior citizen supporter：SCS）を設置している。対象世帯は，65 歳以上の高齢者のみの世帯，一方が 65 歳以上の夫婦のみの世帯，障害などにより支援が必要な世帯である。見守りにはガスメータなどを活用した高齢者見守りシステムの普及促進事業，SCS の見守り活動を補完し強化するため，ガスの仕様や熱センサーによる高齢者の安否確認，夜間休日の安心ホットダイヤルなど行っている。

　復興期における地域住民活動には，被災者自身が行うもの，地域住民同士が行うもの，国や行政が行うものがあり，これらが共同し活発に推進していく必要がある。被災地域では，復興期になると復興まちづくり協議会ができはじめる。住民同士が，自主的に復興を目指したまちづくりを計画していく必要性を感じるからである。この協議会の立ちあげと組織運営を行政・有識者・自主防災組織・町内会・自治会・商店街・地

元企業などさまざまな団体が支援できることが望ましい。例えば，神戸すまいまちづくり公社[7]は，神戸市のまちづくりで，ふれあい公園，にぎわい広場，集会所など共同施設の設置，茶話会などのイベント，まちづくりアンケートやニューズレター発行などで神戸市の各地区を活性化させた。阪神・淡路大震災で得たこの経験と教訓を活かして，まちづくりを行う協議会などに対して，まちづくりの方針や構想・計画の作成，建築物の共同化・京町家などの基本計画や事業計画をコンサルテーションやアドバイザー派遣を行ったりしている。

4. 仮設住宅・災害復興支援住宅における看護活動

仮設住宅・災害復興支援住宅で活動する看護職は，人々が仮設住宅に閉じこもることを予防し，健康増進を目指すため，茶話会や健康教室，まちの保健室を実施するなどして居住住民同士が交流できる機会を作りそのなかで保健活動を行っている。これらの実施には，自治会や社会福祉協議会と連携し，行政の支援を得ていることが多い。

被災地の看護職は，通常業務に加え被災後の住民支援で業務量が過剰となっているため，被災地支援経験のある看護職から適宜応援を得て経験と教訓を学んだりしている。

仮設住宅・災害復興支援住宅入居時には，健康調査を実施し，ハイリスク者や要支援者の把握に努め継続した支援体制を検討する。その後は，LSAやSCSと連携した見守り活動や各戸訪問も行う。仮設住宅・災害復興支援住宅内を拠点とし定期的にまちの保健室を開催している場合もある。

5. 災害復興と「まちの保健室」活動

阪神・淡路大震災が発生し，多くの住民が避難所で暮らしていたころ，

　当時の兵庫県立看護大学の教員が，避難所に暮らす人々の健康状態を気にして看護活動を始めた。時には医師の診療の補助もした。寒い季節から始まった避難生活は 10 カ月もの間続いた。その後，避難所から仮設住宅へと人々の生活は移って行ったため，避難所生活する人々の健康状態を継続的に支援するために医師や看護師は巡回診療とケアを続けた。やがて，被災者は避難所から仮設住宅へ移り住み，その後に復興支援住宅へ移動することになる。

　看護職が仮設住宅から復興支援住宅まで被災者をサポートしてきたこの実績をなんと呼べばよいのかとなり，「まちの保健室」という発想が出現した。発想したのは 1992 年に日本看護協会会長に就任した南裕子氏（当時，兵庫県立大学学長）で，その後，まちの保健室は全国でいくつかのモデル事業として実施され，効果をエビデンスとして抽出したところ，相談機能だけでなく，住民のセルフマネジメント支援や教育指導，情報提供，そして住民の擁護，地域住民をつなげるネットワーク機能，そして癒しとケアの場となっていることがわかった[8]。

　この経過の中で仮設住宅内での孤独死が5年間で 233 人（1995 年3月9日〜1999 年5月5日）にのぼり，社会問題としても大きくメディアで取り上げられた[9]。仮設住宅内で，体調を崩し突発的な疾病になり，発見されず孤独に死んでいく人々のことを孤独死と呼んだのである。この言葉は 1970 年代からすでにあったが，阪神・淡路大震災後に起こった孤独死は震災後の人々に与えた顕著な影響として注目されることとなった。さらに，その後，被災者が復興支援住宅に移行しても孤独死は減らずに推移した。

　この課題を解決する策として，兵庫県では高齢者見守り事業を開始し，看護では「まちの保健室」事業に取り組むこととなったのである。一般的には健康増進事業は，出向いてきた住民にしか提供できないという限

118

界がある。それでは閉じこもる人々を発見できない。そこで，まちの保健室ではキャラバン隊という復興支援住宅一軒一軒を訪問する活動が始まった。なかなか玄関の戸を開けてくれない住民には，チラシやイベント開催の知らせを行うようにした。クリスマス会の時にはボランティアナースがサンタクロース姿で訪問をし，はじめて戸を開けてくれた住民もいた。

「まちの保健室」看護師は，復興支援住宅でどのような活動をしているのか。看護師は各戸を訪問しインターホンを鳴らしたあとに反応があるか，家の中で物音が聞こえるか，新聞はたまったままではないか，電気メーターの動きなど，生活している様子はあるかなど看護師は五感を研ぎ澄まして観察している。戸を開けてもらえるような状況があれば，隙間から戸内を覗き見て，ごみは散らかってはいないか，臭いはしないか，住人が倒れていないかなど観察する。違和感，異常に感ずることのできる力は看護師だけでなく近隣住民にも必要であるため看護師のやっていることや観察点を住民に伝えるようにしている。

引用文献

1) デビッド・ロモ：災害と心のケア　ハンドブック．アスク・ヒューマン・ケア，1995.
2) 日本公衆衛生協会，全国保健士長会：大規模災害における保健師の活動マニュアル（平成25年度版）．2013.
3) Rains JW, Ray DW：Participatory action research for community health promotion. Public Health Nurs 12：pp. 256-261, 1995.
4) ADPC：Comminity Based Disaster Management Course Participants Workbook, 2001.
5) 阪神・淡路大震災と応急仮設住宅―調査報告と提言―，神戸弁護士会 1997.7.7, pp. 23-24

6）内閣府：復旧・復興ハンドブック，2016.
　　http://www.bousai.go.jp/kaigirep/houkokusho/hukkousesaku/saigaitaiou/
　　output_html_1/images/dept/cao_fukkou/handbook.pdf（2019 年 2 月 11 日アク
　　セス）

7）神戸すまいまちづくり公社
　　https://www.kobe-sumai-machi.or.jp/town-development/detail/（2019 年 2 月
　　11 日アクセス）

8）神崎初美・神原咲子：兵庫県全域「まちの保健室」を利用している地域住民の健
　　康状態と利用ニーズ．兵庫県立大学看護学部・地域ケア開発研究所紀要 16：pp.
　　39-49，2009.

9）消防庁：阪神・淡路大震災の犠牲者の実像
　　http://www.fdma.go.jp/html/new/youengosya_kentoukai/pdf/dai2kai/
　　03isobe.pdf（2019 年 2 月 11 日アクセス）

8 | 災害とこころのケア

大澤智子

《**目標&ポイント**》
(1) 災害とストレスについて説明できる。
(2) 早期介入時の原理原則について説明できる。
(3) 活動時の基本的な心構えについて説明できる。
《**キーワード**》 こころのケア，サイコロジカル・ファーストエイド，害を与えない，支援をつなぐ

1. 災害とストレス

　事件・事故を含む災害は大きな衝撃となり，大なり小なり心に影響をもたらす。その影響の程度や持続期間には個人差があり，直後から影響を受ける人もいれば，時間が経過してから影響を示す人もいる。災害後によく見られるストレス反応の例を**表 8-1** に示す。

表 8-1　ストレス反応

	ストレス反応
身体	頭痛，腹痛，腰痛，下痢/便秘，高血圧，心拍数の増加，呼吸が速く/浅くなる，吐き気，耳鳴り，発汗や震え，めまい，など
思考	集中力・記憶力・判断力の低下，混乱，物忘れ，自罰・他罰，侵入的な思考，悪夢など
感情	不安/恐怖，悲しみ，否認，動揺，怒り/無力感，抑うつ，喪失感，など
行動	不眠，過食・拒食，引きこもり，反社会的行動，など

　これらの反応の多くは時間経過の中，自然に改善するが，中には急性
ストレス障害（Acute stress disorder：ASD）や心的外傷後ストレス障害
（Posttraumatic stress disorder：PTSD）に移行することもある。ASD
およびPTSDは，命を脅かされる，深刻なケガを負う，性暴力の被害に
遭う，など精神的大打撃を受けるトラウマ（心的外傷）体験にさらされ
ることで生じる。侵入症状，回避症状，認知と気分の陰性の変化，覚醒
度と反応性の著しい変化などを主とする症状群で構成される。ASDと
PTSDの違いは，症状が持続する期間にある。ASDは出来事から4週間
以内に始まり，3日間以上持続するが1カ月を超えることはない。反面，
PTSDは上記の症状が1カ月以上持続する際に下される診断である。
　しかし，災害後に生じる疾患はASDとPTSDだけではない[1]。図8-1
に示す。体験の衝撃（インパクト）が強いものはそのショックや恐怖か
らASDやPTSDに，家族や仕事などの対象喪失が大きい場合は悲嘆や
自責が強く抑うつ状態として現れることもある。また，衝撃よりは災害
による生活上の変化（二次的ストレス）が激しい場合は，適応障害やア
ルコールや薬物などの乱用にいたることもある。
　被災者の中には自分が生き残ったことに対して罪の意識を抱く人がい
る。このような現象は「サバイバーギルト（survivors' guilt：生き残った
人の罪悪感）」と呼ばれる。この罪悪感や自責感は，「この災害に対して
十分に準備してこなかったこと」「なぜ，他の人ではなく自分は生き残っ
たのか」「他の人を助けるためにできることがあったのではないか」など
の考えから生まれる。中には教訓を得ることができる妥当な自責もある
が，不当や過度に自分を責め，回復を阻む場合は専門治療の対象となる。
看護師としてできることは，自責の源となっている考えがどこから来て
いるのか，その考えの根拠は何なのか，当時知りえた情報だけで状況を
判断しても自責は変わらないのか，などの視点をもち，被災者の話に耳

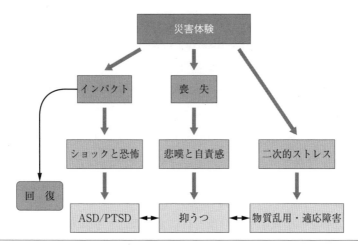

図 8-1　災害がもたらす心理的影響
（文献 1 より引用）

を傾けることである。被災者の自責感を楽にしたいとの思いが強すぎると支援者が被災者を説き伏せようとしてしまう。そうなると，逆に彼らの自責の念（例「こんなに一生懸命，助けようとしてくれているのに，私の考えは変わらず，申し訳ない」）を強めることにもなりかねず注意が必要である。同時に，大勢が亡くなる中，自分が生き残ったことに対して何らかの罪悪感を抱くのはある意味，当然なのかもしれない。重要なのは，その自責を適度なレベルに留めておけるかであり，ゼロにすることではない。この点にも留意して欲しい。
　被災者の中には大切な人を亡くす人もいる。災害は予期せず起こるため，心の準備が整わない中，遺族になる人を作り出す。亡くなった事実を受け入れられず否認する，状況を理解できず混乱する，泣き叫ぶ，茫然自失となる，など，遺族の反応は幅が広い。そんな被災者を目の当たりにするとどうしても慰めたくなったり，気持ちを楽にしてあげたく

表8-2　いってはいけないこと

・お気持ちはわかります。
・少なくとも，彼には苦しむ時間もなかったでしょう。
・がんばってこれを乗り越えないといけませんよ。
・あなたには，これに対処する力があります。
・彼が苦しまずに逝ったことを，喜ばなくては。
・そのうち楽になりますよ。
・あなたが生きていてよかった。
・もっとひどいことだって，起こったかもしれませんよ。あなたにはまだ，
　きょうだいもお母さんもいます。

（文献2より引用）

なったりするため，何か言葉をかけたくなる。**表8-2**に，遺族に対して
いってはいけないことを示す[2]。これらの言葉の多くは相手のためだと
思いながら，実は支援者が自分の無力感を払拭するために思わずいって
しまう言葉だともいえる。よって，いってはいけない例とされている。
　これらをいっていけないならば，何をいえばいいのでしょうか，とよ
く尋ねられる。しかし，ご遺族にかける言葉はないに等しい。なぜなら
ば，ご遺族が最も望んでいるのは，故人が生きていた災害前の生活に戻
ることだからだ。それを理解すると支援者が何をしても，何をいっても，
その望みがかなわないことは理解できるだろう。ならば，私たちにでき
ることは何なのか。そのヒントを次節でご紹介する。

2. こころのケア

　このように災害を経験すると誰にでも何らかの影響が生じる。そこで，
登場するのが「こころのケア」である。とはいえ，こころのケアと聞い
て，何を想像するだろうか。こころのケアとは災害を含むトラウマ的出
来事を経験した際に生じるトラウマ反応を緩和するために行われる活動

をいう。1995 年の阪神・淡路大震災をきっかけに「こころのケア」「トラウマ」は日常の会話に登場する言葉となった。辞書を調べるとトラウマは「心的外傷。心に深く残る衝撃や体験（三省堂 Web Dictionary）」と書かれている。元々は，ギリシャ語の「貫く」を語源とする言葉で，身体と心の両方の傷を意味していた。ところが，精神科医のフロイトが過去の強い精神的なショックが心に傷を残すという文脈で「トラウマ」というドイツ語を使用したことから，心の傷として使われることが増えたようだ。わが国では阪神・淡路大震災の前，トラウマは外科医や救急医が身体の傷をさして使う言葉だったが，先述のとおり，阪神・淡路大震災以降，わが国でトラウマという際，心の傷を指すことが一般的になった。

　そして，こころのケアは心の傷を癒すための活動として社会には理解されている。ただ，こころのケア活動が具体的に何をさすのかは状況や対象によって異なる。こころのケアと聞くと，専門家が何か特別なことをするように考える人は多いが，その目的は被災者が回復するために必要な環境を整えることだ。地震や津波，豪雨に土砂崩れ，このような災害に巻き込まれるのは恐ろしい体験である。しかし，被災者の心や身体に大きなダメージを残すのは発災時の体験だけではない。実は，被災地で最も辛いのはライフラインが途絶え，終わりが見えない避難生活を続けなければならないことなのだ。**図 8-2** に被災地でよく見られる生活上の不便を示す。エレベーターが止まる，食品の流通が止まる，燃油の供給量が下がる，渋滞が解消されない。それぞれは直接，命を脅かすわけではない。しかし，これらの不便が続くことで被災者の心身にはボディーブローを受けた時のように，少しずつ影響が蓄積されるのだ。このような理由から，こころのケアとは被災者の生活基盤を整えるのにつながるすべてのことだ，といえる。

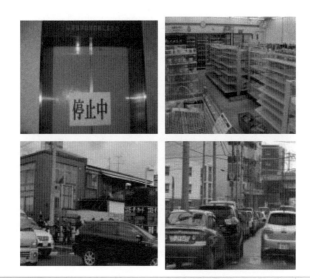

図 8-2　被災地での生活上の不便（提供：兵庫県障害福祉課）

3. サイコロジカル・ファーストエイド

　ならば，こころのケアとは具体的に何をすればいいのだろうか。適切な環境が整備され，自らが抱える困難や心配ごとを解決することができれば，被災者の多くは専門家の支援は必要としない。では，どのような環境が回復を促すのだろう。この目的を達成するために開発されたのが，サイコロジカル・ファーストエイド（Psychological First Aid：PFA）[2]である。アメリカ生まれの PFA は，事件・事故後に，効果が知られた方法を必要な部分だけ使用し，被災者およびその関係者を支援するガイドラインである。被災者の多くは過去に精神保健サービスの利用経験がなく，積極的に専門家の助けを求めることは稀である。また，ほとんどの被災者は専門家の助けを必要としないし，もし，被災者が専門家の支援を希

望しても，大勢の被災者に対応するのは難しい。そこで，被災者同士，または被災者の家族や友人らが彼らを支えられるようになるための道具として開発された。

　PFA は被害者が困難を乗り越えるために自分の力を発揮するのを阻む，「いま困っていること」の解決に主眼を置いている。前提にあるのは，被災者には回復をもたらすために必要とされるスキル，力，知恵などが備わっている，という考えだ。しかし，災害の結果，生活環境は大きく変わり，さまざまな困りごとが発生する。その結果，通常なら被災者が自分で対処できることが困難になるのだ。そこで，開発者らは先行研究を概観し，人が酷い目にあった後，回復を促す環境の要素を同定した。それが以下の5つの原理原則である。

4. 介入時の5つの原理原則

　災害は日常生活に不安，動揺，孤独・孤立，無力感，絶望を引き起こす。そんな状況に遭遇した被災者の回復には，**図 8-3** に示された要素を備えた環境が役に立つ[3]。

　まずは「安全・安心（Safe and Safety）」であること，自分の命を守ること，同時に，自分にとって大切な人の無事が確認できること，不便な避難所生活において，少しでも快適さが増すこと，そうすると，不安や動揺が和らいでいく。自宅や仕事場が無事であることも安心・安全を感じるためには重要だ。なぜなら，自宅があり経済的な基盤が保障されることで，今後の生活の見通しが立ちやすくなるからだ。

　次が「穏やかさ（Calming）」だ。冷静さや落ち着きともいえる。想定外の危険を経験するとしばらくの間，人は警戒モードに陥る。命を守るためには不可欠な機能だ。震災の余震のように，再び危機に見舞われても警戒モードになっていれば，適切な行動をとることができる。しかし，

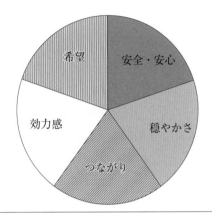

図 8-3　介入時の 5 つの原理原則（文献 3 より引用）

警戒モードである「闘争・逃走反応」[注]は継続的な緊張状態を強いるので，リラックスすることが難しくなる。ところが，人が危機に直面し，心身ともに疲弊している際，最も必要とされるのは質の高い睡眠だ。だが，緊張状態にいるとぐっすり眠ることは簡単ではない。なぜなら，それらの状態は真逆の関係にあるからだ。また，プライバシーがなく，固い床，寒い体育館などの避難所では体が疲れていてもぐっすり眠ることは物理的に難しい。その上，余震や災害関連のニュースなどトラウマ体験を思い起こさせる引き金が引かれ続けると不安は募る。結果，心身の緊張と疲弊はさらに増す。しかし，この状況は人の判断力も弱める。普段なら，冷静に物事を見極められたり，誰かに相談したり，落ち着いてことに当たりさえすれば解決できることが難しくなるのだ。そして，そのいらだちや焦りからさらなら悪循環に陥ることもあり，結果，後悔するような

注）　闘争・逃走反応（注釈）
　　　キャノン（1929）によって初めて提唱された動物の恐怖への反応で急性のストレス反応とされる。

言動にいたることになる。以上の理由から被災者が心身共に穏やかであることは重要なのだ。

3つ目の要素は，「つながり（Connection）」。東日本大震災時には，絆の重要性が叫ばれたことは記憶にあるだろう。人間は社会的な生き物であり，孤独や孤立は人の心身の健康を蝕む。しかし，災害は物理的にも心理的にも既存のつながりを破壊する。避難を強いられた結果，慣れ親しんだ地域と離れて暮らさなければならなくなる人。長年一緒だったペットを手放さざるを得なくなる人，週に3回利用していたデイケアセンターが被災し，通えなくなった人，友人や主治医が傍にいてくれたから独り暮らしができていた高齢者が，ネットワークの崩壊によって施設入居を余儀なくされる。このように，地域の資源に打撃を与える災害は被災者の生活を一変させるのだ。目の前の被災者が自身の回復を支えてくれる人，情報，資源などとつながりを持てているのか，支援に関わる者は知る必要がある。これらのつながりは問題の解決にいたらなくても構わない。なぜなら，酷い目に遭った際，よく知らないこころのケアの専門家より近所の人や身内の人間がただ傍にいてくれるだけで安心感や落ち着きを取り戻すのに役立つこともあるからだ。

次の要素は「自己および地域の効力感（Self and community efficacy）」である。効力感とは，ある状況において必要だと思う行動を取ることができる，という自信や確信をいう。困難を目の前にした時，その状況を乗り越えるために必要な行動を遂行できると思えるかどうかに関わる感覚だ。想定外の災害に見舞われると被災者は無力感を抱き，見通しを持てなくなる。この困難を乗り越えられるかどうかを不安に思い，自己効力感を維持するのが困難となる。すると，被災者の中にはあきらめの気持ちに飲み込まれ，少しがんばれば対応できることも「自分にはムリだ」と思い込んでしまい，どんどん無力感が大きくなってしまうのだ。結果，

手つかずの問題が山積し，ますますのっぴきならない状況に陥り，自責感や自己嫌悪に陥る。そこで，重要なのはどれだけ小さなことでも被災者ができること，あるいはちょっとがんばればできそうなことは被災者自身に行ってもらうことだ。何時に起きるのか，どこへ行くのか，何を食べるのか。このような小さな選択も被災者が行うことが大切なのだ。

　自己効力感について考える際，支援者の立ち居振る舞いも重要な要素となる。災害が発生すると被災地や被災者を助けたいという強い気持ちから大勢の支援が提供される。しかし，支援者は，その活動が中長期の観点から見ても「被災者や被災地のためになるのか」と常に考えるべきだ。東日本大震災で問題になったのが，高齢者の生活不活発病だった。避難所で水や食料の配布に並ぶ高齢者を見たボランティアや支援者が住民の代わりに列に並ぶことを申し出た。相手を思いやっての行為だった。しかし，避難所での生活が長引く中，日常生活での活動が明らかに減り，足腰が弱ってしまい，震災前はできていたことができなくなる高齢者が増えた。中には施設入所を余儀なくされたり，認知症を発症するまでにいたったケースもあった。高齢者は災害弱者と呼ばれる。しかし，腰が曲がっていたり，杖をついていたりしても，災害前には彼らも家庭で何らかの役割を担っていたはずだ。独り暮らしなら，自分でトイレへ行き，お風呂に入れるように，足腰を鍛えていたかもしれない。三世帯の同居なら，孫の面倒を見ながら，家族の夕食を作っていたかもしれない。小さいながら庭に畑を持ち，野菜を作っていた人もいただろう。しかし，災害が起こり，日常が一変する中，高齢者には支援が集中しやすい。ただ，場合によっては，自身の行為が被災者やその関係者が望まぬ結末を迎える可能性を秘めていることを支援者は理解し，何をするべきなのかを考えなければならない。

　東日本大震災時，大勢の外部支援者が被災地で活動を行った。ところ

が，思うほどこころのケアを必要とする人はいない。すると，自分たちのやりがいを得るために支援を必要とする人の掘り起こしが行われた。根掘り葉掘り話を聞けば，問題のひとつは出てくる。しかし，災害前，住民は問題を抱えていても，地域や家族に支えられながら，専門家や精神保健の制度を利用せずとも生活ができていた。そんな地域で災害が起こり，大勢の外部支援者が被災地で活動を展開した。そして，数カ月が経過すると，外部支援者は被災地を去る。結果，支援を必要とする住民のリストだけが残された。しかし，元々，大勢の専門家や専門機関がある地域ではなかったなら，残された地域は途方に暮れることとなる。酷い場合には，「県外の支援者はしてくれたのにどうして自分が税金を納めている市町村は対応してくれない」と住民に詰め寄られることもあるそうだ。果たして，これが本当の意味での支援と言えるのか。支援者は常に自分の行為の結果を考えて欲しい。

　最後が「希望（Hope）」である。絶望は自殺の原因でもあり，希望の対極に位置する。被災直後に，被災者が希望を抱くことは難しい。しかし，安心・安全を感じ，穏やかさを取り戻し，つながりを再構築する中，自分でできることを少しずつ行うことで自己効力感が抱けるようになる。その延長上にあるのが，今回の困難も乗り越えられるかもしれない，という希望だ。ただ，そのように感じられるようになるまでには時間が必要になる。そこで，直後から希望を持つのは支援者だ。どれほど打ちひしがれていても，弱者といわれる人であったとしても，障害や病気を抱えている人を目の前にしても，以下のように心から思えるのかどうか：「今回の災害が起こる前は，人の助けを借りていたとしても，この被災者も自分でできることは自分で行っていた，知恵や能力を備えている人なのだ。彼らが歩む回復の道は平坦ではないかもしれない。しかし，彼らの中に回復に必要な力がないわけはない」

　被災者の中に存在する回復する力を認めることができるかどうかは，支援者が示す態度や言動に表れる。被災者の力を尊重することができるか。支援者の力量が最も試される点である。

5. PFA の活動内容

　これらの 5 つの原理原則を元に導き出されたのが以下の活動内容（**表8-3**）である[4]。優先順位と時間の流れを考慮し，この順番になっているが，大事なことは，目の前の被災者が抱えている困りごとを解決するために何が必要かを考え，彼らができることを行えるようになるため，不足している部分を補うことだ。決して，支援者が被災者に代わって問題を解決するのではない。

　被災地における活動の基本はアウトリーチである。相談部屋を設けても被災者が訪れることは稀だ。そこで，活動の 1 は「被災者に近づき，活動を始める」となっている。ただし，いきなり介入するのではない。まずは，観察をし，状況を見立てる。その後，接触が必要と判断されれば，自己紹介を行い，支援者が話しかける理由と許可を得ることを強調している。

　次は「安全と安心感」だ。5 つの原理原則でも記したとおり，被災者の命が守られ，その後の避難生活が少しでも快適であるために必要とされることを行う。家族や友人などの重要な他者の安否を確認することも含まれる。

　3 つ目の活動内容は「安定化」である。不安が強すぎると動揺や混乱が激しくなり，自分がどこにいるのか，何が起こったのかを冷静に理解することが難しくなる。すると，心身の安定は崩れ，既存の能力やスキルを発揮することは難しくなり，無力感や絶望感に飲み込まれてしまう。そうなる前に，落ち着きを取り戻してもらうことが重要なのだ。まず，

表8-3　8つの活動内容

1	被災者に近づき，活動を始める
2	安全と安心感
3	安定化（必要に応じて）
4	情報を集める―いま必要なこと，困っていること―
5	現実的な問題の解決を助ける
6	周囲の人々との関わりを促進する
7	対処に役立つ情報
8	紹介と引継ぎ

　過度の興奮状態を緩和させるために呼吸法を試してもらったり，見当識を取り戻してもらうための介入を行ったりする。具体的には，穏やかで，低めの，ゆっくりとした声で話しかける。「私の声が聞こえますか？」「私の方を向いてください」「周りを見渡すことができますか？」「今，どこにいるのかわかりますか？」など。ただし，このような介入は誰にでもできるわけではない。自分にはムリだと思ったら，こころのケアの専門チームや医療チームにつなげることを優先して欲しい。

　「情報を集める」は4つ目に位置しているが，情報は常に集めている。ここで集めるのは被災者の回復を阻んでいるもの，つまり「いま，困っていること」が何かである。こころのケアというと相手の悲惨な体験に耳を傾けることだと思っている人がいるが，実は聞き過ぎることは状態を不安定にさせることにもつながりかねない。そのため，現実的な事柄＝いま，困っていること，に焦点を当てるのだ。

　「現実的な問題の解決を助ける」では，集めた情報から同定された困りごとを解決するために，被災者ができること，そのために必要なことが何かを見極める。すでに述べたとおり，被災者ができることは自分でやっ

てもらうが，それを実行に移してもらうために必要な情報や支援があれ
ばそこにつなぐ。ただ，災害直後は状況に圧倒され，自分が何に困って
いるのか言語化できない被災者は多い。そんな場合は，この状況を乗り
越えるためにどんな支援があれば被災者は自分の力で前に進めるかを支
援者が想像することになる。回復する環境は整っているのか。例の5つ
の要素のどれが欠けているのか。これらの視点で状況を理解しようとす
ると何が必要か見えてくるだろう。

　「周囲の人々との関わりを促進する」は5つの原理原則のつながりに
あたる。被災者がつながるべき人は誰なのか。どんな情報やサービスと
つながることができると既存の能力を発揮しやすくなるのか。これらに
ついて考え，行動に移す。

　「対処に役立つ情報」は，困っていることを解決するために必要となる
情報を提供することであり，回復を促進する5つの要素が整う環境を整
備するために役立ちそうな情報を意味する。家族の安否確認ができるこ
とは安心感につながる。落ち着きを取り戻すために利用できる呼吸法を
伝えること。被災者が経験しているストレス反応について理解し，それ
らの反応に対処する術を知ることも安心・安全や自己効力感につながる
だろう。また，避難所で利用できる支援やサービスに関する情報も含ま
れる。

　そして，最後は「紹介と引継ぎ」だ。被災者がいま，困っていること
を解決するために適切な人や組織につなぐことを意味する。ここで重要
なのは，フォローアップだ。情報もしかり，伝えて終わりではなく，そ
の情報が役に立ったのか，紹介した組織にたどり着き問題解決に至った
のか，を確認する手間を取って欲しい。そうすることで，万が一，不具
合が生じていたら活動5「現実的な問題の解決を助ける」，あるいは活動
7の「対処に役立つ情報」に戻り，困り事の解決に取り組める。

6. 害を与えない

　災害時のこころのケアにおいて「害を与えない」とはあまりにも当たり前で，いまさら何を，と思う読者もいるだろう。しかし，すでに5つの原理原則の「自己・地域の効力感」で述べたとおり，支援者のひとりよがりの活動が被災者や地域に害をもたらすことは現実のこととして生じている。自分が行う看護が被災者や彼らの地域のためになるのかは常に自問するべきことだ。自己満足のための支援は必要とされていない。目の前の事象にのみとらわれるのではなく，中長期の視点に立って考えて欲しい。

7. 支援をつなぐ

　被災地において支援者ができることには限界がある。どれだけ優秀で経験があっても，どうにもできないことの方が多いともいえる。また，支援者から見ると，被災者が取り組めること，できることがあると思える場合でも，被災者の気持ちの準備が整わず，差し伸べられた支援の手を握りかえさないこともあろう。そんな時，思い出して欲しいのは，こころのケア活動の真髄は細く長く提供することにある，ということだ。あなたが関わった際に具体的な支援につながらなくても，立ち居振る舞いや言動から被災者の力を信じている，押しつけがましさがない支援者との経験は後に，誰かの助けが必要となった時，積極的に支援を求めることの一助になるはずだ。

引用文献

1) 加藤寛：「こころのケア」の4年間―残されている問題．こころのケアセンター編，災害とトラウマ，みすず書房，1999.

2) アメリカ国立子どもトラウマティックストレス・ネットワーク，アメリカ国立PTSDセンター著，兵庫県こころのケアセンター日本語版作成：災害時のこころのケア　サイコロジカル・ファーストエイド実施の手引き　第2版，2009.
http://www.j-hits.org/psychological/pdf/pfa_complete.pdf#zoom=100
（2018年12月27日アクセス）

3) Hobfoll SE, Watson P, Bell CC, Bryant RA, Brymer MJ, Friedman MJ, Friedman M, Gersons BPR, de Jong JTVM, Layne CM, et al：Five essential elements of immediate and mid-term mass trauma intervention：empirical evidence. Psychiatry, 70：283-315, discussion 316-369；2007.

4) サイコロジカル・ファーストエイド：研修スライド「PFAの活動内容」

参考文献

・American Psychiatric Association原著, 高橋三郎, 大野　裕（監訳）：DSM-5精神疾患の診断・統計マニュアル，医学書院，2014.
・三省堂Web Dictionary：トラウマ　https://www.sanseido.biz/（2018年12月27日アクセス）

9 | 災害時の要援護者へのケア（慢性疾患患者，身体障害者）

神﨑初美

《**目標＆ポイント**》
(1) 災害が慢性疾患患者に与える影響と必要な看護を説明できる。
(2) 災害が身体障害者に与える影響と必要な看護を説明できる。
《**キーワード**》 慢性疾患患者，在宅酸素療法，血液透析，難病，糖尿病，高血圧，がん，リウマチ，身体障害者

　第9章から11章までは災害時要援護者へのケアとして，主な災害時要援護者をとりあげ，そのケアについて述べる。本章では慢性疾患患者，身体障害者を取り上げ，災害が与える影響と災害に備えることについて解説する。

1. 災害が慢性疾患患者に与える影響と必要な看護

（1）災害が慢性疾患患者に与える影響と看護

　慢性疾患は，長期に渡りゆっくり進行する病であり，心臓，肺，脳，腎，肝臓などの臓器の機能低下や，糖尿病，難病，血液疾患，自己免疫疾患などがある。病は完全には治らないため自己管理や生活調整が必要となるため，災害が起こると，病院受診，服薬，食事療法，運動療法などを平常時と同じように遂行するのが難しくなり状態を悪化させる可能性がある。

a）在宅酸素療法（HOT）患者

　HOT 患者は，わが国では 2 万人程度（在宅呼吸ケア白書 2010）となっており，対象となる主な疾患は慢性閉塞性肺疾患（COPD），肺線維症，間質性肺炎，肺結核後遺症などである。HOT 患者は，電源を要する酸素濃縮器を使って療養している。HOT の治療効果には，低酸素血症の改善，生存率の改善，運動耐容能力の改善，入院回数の軽減，QOL の改善があるため，呼吸器疾患患者は HOT を利用している場合が多くある。

　災害によって電源を消失した場合は，酸素供給が不足し，患者の生命が危ぶまれるため，災害発生と同時に病院への救助搬送の対象となる。また災害時の粉じん曝露や，災害後の生活環境の悪化等により体調不良となった場合，酸素不足や二酸化炭素の蓄積により呼吸状態をさらに悪化させやすい。

　災害時に HOT 患者をケアすることに関しては，①電源または酸素ボンベの確保と管理②気道の浄化（排痰）と口腔内の清潔保持③薬物療法の継続④生活環境の改善⑤十分な休息と体調管理が重要になる。

①電源または酸素ボンベの確保と管理

　在宅で使用される機器は，医療機関を経由して患者にレンタルされるため，医療機関や酸素濃縮器を取り扱っている業者は利用患者を把握し，災害対応支援システム（D-MAP）による連絡網，安否確認，主治医への連絡などを行うようにしている。

　しかし，患者との連絡が取れないような事案も起こり得るため，患者自身が備えておく必要があり，医療者は日頃から備えについて伝えておく必要がある。

　災害発生時には，患者や家族が以下のことを行えるようにしておく。

・携帯用ボンベに切り替える。

・少量の酸素で過ごせるよう安静にする。

138

・口すぼめ呼吸で酸素消費量を節約する。

・酸素取扱業者や主治医に連絡する。

②気道の浄化（排痰）と口腔内の清潔保持

患者は，平常時から，口腔内の清潔に心がける必要がある。口腔内には 300 種類以上の細菌が存在していることから[1]，口腔ケアを怠ると口腔内感染や誤嚥性肺炎を引き起こす。患者自身は口腔清掃を習慣づけておく必要がある。

災害時に看護ケアを行う場合は，患者がうがいや歯磨きができるように環境を整える。

東日本大震災時についての報告で，HOT の酸素濃縮器を使用していた患者は酸素ボンベへの切り替えを繰り返し行い対処していた[2]。さらに，気道の浄化（排痰）が必要な場合，TPPV，排痰補助装置，吸引器はすべて電源が必要なため予備バッテリーを使用したが，停電復旧のめどが立たず，家族が吸引チューブを使い口で吸いだしたケースもあった[2]。

電源を必要としない手動式吸引器（図 9-1）があるので，災害時の吸引に関して不安がある場合は用意し使えるよう練習しておくとよい。また，その他，手動での吸引の方法[3]として

・注射器（シリンジ）とチューブで吸引する

・ペットボトルで吸引する

・浮き輪の空気入れを使ったペットボトル吸引器

などがある。インターネットにも多く紹介されているので参考にすると良い。

③薬物療法の継続

呼吸器疾患の治療薬には，内服薬や吸入薬がある。災害によりこれらの薬物が手に入らない場合も，数日程度は急に症状が悪化することはないので，患者には慌てず診療チームや開いている医療機関に問い合わせ

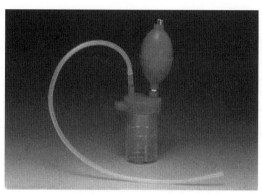

図 9-1　電源を必要としない手動式吸引器
（文献 3 より）

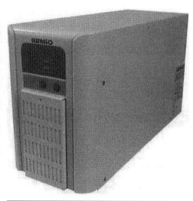

図 9-2　医療用無停電装置（UPS）
停電が発生した際に，瞬時に UPS か
ら電気を供給することができる装置。
（文献 3 より）

るように伝える。

　副腎皮質ステロイドを服用している場合だけは，副腎不全を予防する
ためにも服薬中断をしないようにする。

　息切れや呼吸窮迫があった場合は，パニックになるとさらに呼吸が苦
しくなるので，落ち着いて深呼吸や口すぼめ呼吸を心がけるよう伝える。
薬がなくなった場合に医療従事者に伝えられるよう日頃からお薬手帳に
服薬している薬名と量を記入し，1 週間分ほど余分にもっておくよう伝
える。

④生活環境の改善

　災害後の生活環境が悪化している可能性がある。気温・湿度を整え埃
や塵などを取り除き，清潔を保ち，衣服を調節するなどして，できるだ
け過ごしやすい環境となるよう努める。

⑤十分な休息と体調管理

　自分自身の体調の状態を把握して，コントロールすることが重要である。いつもより息切れがひどい場合や，痰の色が黄色いとか量が増え発熱がある場合は，医療機関を受診するよう伝えておく。被災地では，粉じんや煙が飛散している場合が多く，埃はカビや細菌やアスベストなどを含んでいるため，吸い込まない対策をする必要がある。しかし，安静ばかりでは，フレイル（虚弱体質）を引き起こすし，筋力が低下するので適度に動くことも必要である。肺の換気血流比バランスをよくするには，立位，座位，臥位いろいろな姿勢をとることも必要である。

b）血液透析患者

　腎不全患者は人工血液透析（HD）を週2〜3回行っているが，HD中に災害が起こる場合もあり得る。さらに災害後に電源を喪失し水が供給されない場合，患者はHDを受けることが困難になり長期にこの状況が続くと生命にかかわる。HD患者が，4日以上HDができない状況は避け，できるだけ電源と水が供給できる遠隔地に移送できるようにする。

　災害発生時，各都道府県の全国腎臓病協議会（全腎協）組織[4]は，被災地域の状況について病院（地域），患者会，透析医会，メーカー，行政機関などから情報収集し，全腎協「災害対策本部」に被災状況を報告するとともに，各都道府県の全腎協で災害対策本部を地元または周辺地域に設置し，必要な処置を行い，患者会にも伝達するようになっている。

　患者自身は，自分の通院している透析医療機関との連絡により，安否確認，施設の被災状況・透析実施の可否などの確認を行うように平常時から教育を受けている[4]。

　HD中に患者が被災し，緊急避難が必要と判断された場合は，状況によっては透析回路からの離脱を患者自身が行うこともあるが，避難するか透析を続けるかはスタッフが指示を出すのでその場で待機して指示に

従うよう患者に伝えておく[4]。

　HD 実施中でない場合に被災した場合は，自身の安全を確保したうえで，通院している透析医療機関に可能な方法で連絡をとる。連絡がとれた場合は，自身の状況を説明し，医療機関でいつ透析が受けられるか確認する。自宅の損壊やライフラインの途絶などにより避難所で生活しなければならなくなった場合は，「透析患者カード」を示し HD 患者であることを医療従事者に伝え，HD が受けられる場所へ移動できるようにする。

　避難所での生活が続く場合は，摂取する食品や水分量に注意が必要である。避難所での配給物資は，たんぱく質，塩分，カリウムを多く含む食品が多く，栄養バランスも保ちにくい。必ず食品の缶や袋に示されている Na や塩分量をみるようにする。Na を食塩に換算する場合は，Na（g）×2.54＝食塩（g）である。

　災害時は，慣れない生活環境で体調を崩しやすいため，HD 患者が，発熱，心不全徴候（呼吸困難，むくみ），尿毒症症状（頭痛，吐き気，全身倦怠感），高カリウム血症（脱力感，唇や手足のしびれ，不整脈），シャントの閉塞（耳を当ててもシャント音がない，指で軽く触れても拍動がない），シャント部位の出血や感染などがないか確認する。患者自身が異常を早期に伝えることができるよう関わる。

c）難病

　難病とは，原因が不明で治療が未確立であり，後遺症を残すおそれが少なくない疾病で，厚生労働省によると指定難病は，331 疾病〔2018（平成 30）年 4 月 1 日現在〕が指定されている。これらの疾病は，疾患の種類や進行の程度によって，災害発生時の避難やその後の援助には違いがある。2006 年 4 月，消防庁は各自治体に向けて「災害時要援護者避難支援プラン作成に向けて〜災害時要援護者の避難支援アクションプログラ

ム」により，災害時要援護者が定義され，平常時から災害時の支援計画
を策定しておくよう要請した[5]。しかし，現在でも重症難病患者の特性
に配慮した個別支援計画に対しての記載は十分ではなく，「個別支援計
画を策定するための指針」[5]では，①難病患者と災害対策，②行政による
難病患者の災害時支援，③難病の特性を配慮した支援を行うために，④
災害時の難病患者支援に関する地域での取り組み，⑤大規模災害での難
病患者の状況と援助の実際の5つの章立てになっている。ここでは，③〜
⑤に関連した内容を抜粋し記述する。

③難病の特性を配慮した支援を行うために

避難行動を行う場合に，一般住民と同じように避難できる難病患者か
ら在宅酸素療法をしている患者や人工呼吸器を装着している患者，さら
に寝たきりだったり，全面介助を要する患者もいる。

【平常時に患者と家族が行う自宅での災害対策と避難の準備】

・災害時にどのような状況なら避難するのかしないのかについて患者
と家族，支援者で十分に話し合っておく。

・平常時から近隣住民に病状について話せる関係性づくりと，避難に
際し受けられる可能な支援があるのかについて，話し合っておくことが
望ましい。

・地域の防災訓練やDIG（Disaster Imagination game）に積極的に参
加し，自宅と近隣避難所までの道路状況や利用できる避難の手段を把握
しておくことが望ましい。

・訪問看護ステーション看護師，保健師，自治会役員や民生委員，自
主防災組織，ケアマネージャー（介護支援専門員）など関係者にも相談
しておく。円滑な支援を受けるために，特定疾患（疾患別）災害時携帯
手帳[*1]・療養情報手帳[*2]が作成されている。

神奈川県のHP[6]からは主な各疾患別にダウンロードできるように

なっている。

【災害時の治療継続について】

　中断することのできない在宅酸素療法や人工呼吸器，排痰吸引器には電源が必要である。

　詳細については9章「1. 災害が慢性疾患患者に与える影響と必要な看護」（p. 136）を参照のこと。

④災害時の難病患者支援に関する地域での取り組み

　避難に支援が必要な人たちは「避難行動要支援者」と定義され，災害対策基本法第49条には，市町村長は避難行動要支援者の把握に努め，避難行動支援者名簿を作成しておかなければならないと定められている。しかし，実際には避難に支援が必要な難病患者の避難行動支援計画の策定は進んでいない。この背景として，難病対策は都道府県が行っており，市町村は情報をもっていないため十分な把握ができていないからである。

　災害時の難病患者支援については，地域防災計画のなかで難病患者を明示し，避難行動支援者名簿に掲載し，避難行動支援者個別計画を策定する必要がある。個別計画は，患者の同意のもと，市町村，保健所（健康福祉センター）と在宅療養支援者が協力して行う。

⑤大規模災害での難病患者の状況と援助の実際

　災害発生時には難病患者の安否確認を行う。大規模災害時には携帯電話，固定電話などは不通になる可能性がある。通信手段が使えない場合，市町村保健所（健康福祉センター）は，医療依存度の高い難病患者の最寄りの避難所等から担当者を派遣し，安否確認をせざるを得ないことも

---

*1 災害時携帯手帳：災害発生時に，難病患者が避難生活を余儀なくされた際に，必要な配慮や対応について想定される事項を避難所の管理者らに的確に伝え，適切な援助を受けられることを目的とする手帳[6]

*2 療養情報手帳：介護が必要な患者が，災害時に各自の支援機関にスムーズに連絡することを目的とした手帳[6]

想定しておく。安否確認情報は，支援者・関係者で共有することが重要である。難病患者の情報をもっているのは，市町村の災害対策本部であり，避難行動要支援者名簿ももっているため，搬送などが必要な場合は，災害対策本部が状況を確認し，医療関係者とともに搬送に関わることになる。災害対策本部は道路の状況などの情報も把握しているため医療者と支援者と情報共有し，安全に努め医療機関に搬送することになる。難病患者の安否確認情報をまず把握する支援者とは，過去の災害から，ケアマネジャー，訪問看護ステーション，介護保険サービス事業所，近隣住民だと想定される。これらの人々から市町村（災害時要配慮者支援班）に伝達され，集約されることが望ましい。

災害支援時に難病患者に出会った際に，状態確認を行う際のポイント[5]

- ・患者の病状の変化，介護者の状況の確認
- ・生活拠点（在宅，指定避難所，福祉避難所，仮設住宅）とその課題
- ・医薬品，医療用品，医療機器等を補充する必要性
- ・その他のニーズの把握

在宅難病患者の在宅療養可否のポイント[5]

- ・患者の状態は安定しているか
- ・自宅の電気・水道・ガス等のインフラは安定して供給されているか
- ・かかりつけ医療機関，訪問看護，介護事業所は支援可能か

d）糖尿病

　災害による避難やその後の生活は，平常時の生活とはかけ離れたものとなり，また，ホルモンバランスが崩れ，血糖値のコントロールが不良になりやすく，糖尿病患者が管理中に起こすシックデイ*の状況であるといえる。

　特に患者の低血糖や高血糖の症状に注意が必要である。低血糖は，災

表9-1　災害時、糖尿病患者の生活上の注意事項

災害超急性期（3日まで）	**食事について** ・エネルギーの確保が第一である。 ・災害発生直後は食事回数も食事量も十分に得られないため、生きるためにしっかり食べる。 ・食べ物がない時には、水だけでなく塩分も取る。 ・配給されたものは何でも食べてよいと考える。 **インスリンと内服薬の扱い方** ・インスリンの針は、詰まるのを予防するため緊急時でも必ず空打ちをする。 ・近くの人が、インスリンの物品をくれたり、貸してくれたりするときは、感染予防の観点から未使用のものにする。 ・1型糖尿病の人は、緊急時でも医療機関にかかる見込みがなく、手元にインスリンがまったくない場合でも、何らかの方法でインスリンを打たなければならない。食事摂取をしていない場合でも、最低限、基本分泌分のインスリン（持効型インスリン）は続ける。 ・2型糖尿病の人は、持効型インスリンは中断しない。できる限り血糖値を図り、食事量に応じて調整をする。 ・GLP-1受容体作動薬は、食事がまったくできないときは注射しない。 ・いつもと違う種類のインスリンは、いつもの1/2～1/3の量で打つ。 ・緊急時は、消毒しなくてもインスリンは打てる。 **その他** ・災害後の片づけ等で釘を踏むなどけがをしない。
亜急性期（4週まで）	（1週から2-3週間） ・避難所では、人に隠れてインスリンを打つことや、場所を確保することや、近くの人にだけ注射が必要であることを伝えて、人影になってもらう。 ・医療班などの救援の人が来たら、インスリンを打つ場所の確保を相談したり、インスリン・血糖測定の物資が必要であることを伝える。

（文献7から引用・改変）

害時より食事が摂取できないまたは不足する，災害後の片づけなどの重労働で消費カロリーが増加することなども誘因となる。また，高血糖は，インスリン注射や血糖降下薬が手に入らない，避難所での糖質の多い食事，ストレスなどが誘因となりやすい。高血糖によるケトアシドーシスで起こる意識喪失や昏睡に注意が必要で，その前駆症状（悪心・嘔吐・腹痛などの消化器症状・浸透圧利尿・脱水・低血圧・頻脈など）がある場合は，その場で行える対処を行い，すぐに医療機関に搬送する。

　災害時の糖尿病患者で，最も重要となるのはインスリン不足を避けることであり，すなわちインスリンや経口血糖降下薬が入手できるようにすることである。被災した患者が薬を持っていない場合，診療する医療従事者が提供することになるが，多くは即効性や持続性である。患者が普段使用しているインスリンを把握できない場合は，これらの注射を投与することになるため注射後の血糖値変化を経過測定する必要がある。自分で低血糖や高血糖症状を説明できない場合もあるので，よく観察し患者に説明する必要がある。糖尿病患者のための，「糖尿病災害時サバイバルマニュアル」が患者説明時には役立てることができる[7]。

e）高血圧

　被災のストレス，眠れない生活環境，塩分の多い食料，被災後の経済的不安，疲れすぎているなどさまざまな理由で血圧が安定する要素がないのが災害である。災害後から2〜4週間は収縮期血圧が平均5〜25mmHgほど上昇するという報告がある[8]。災害後のこの報告では，血圧上昇は一過性であり，災害後4週間後からは下降に転じているが，高齢者等の食塩感受性が増加している患者では上昇が遷延する報告もあ

---

* シックデイ：糖尿病患者が，持病以外の病気にかかり，発熱や下痢，嘔吐をきたし，食欲不振になり体調を崩している日をシックデイと呼び，血糖コントロールが難しい状況になることをいう。

表 9-2　東日本大震災時の DCAP（Disaster cardiovascular prevention）予防スコア

①睡眠の改善：夜間は避難所の電気を消し，6 時間以上の睡眠をとりましょう

②運動の維持：身体活動は積極的に（1 日 20 分以上は歩きましょう）

③良質な食事：食塩摂取を控え，カリウムの多い食事を心がけましょう（緑色野菜，果物，海藻類を，1 日 3 種類以上とれれば理想的）

④体重の維持：災害前の体重からの増減を，±2 kg 未満に保ちましょう

⑤感染症予防：マスク着用，手洗いを励行しましょう

⑥血栓予防：水分を十分に摂取しましょう

⑦薬物療法の継続：降圧剤，循環器疾患の薬は，できるだけ継続しましょう

⑧血圧管理：血圧を測定し，140 mmHg 以上なら医師の診察を受けましょう

（文献 11 を引用・改変）

る[9][10]。災害高血圧と呼ばれるこのような状況に対しては，140 mmHg 未満を目標としてコントロールしておく必要がある[8]。

　災害時は，避難所などで医療班が被災者の血圧測定する場面が多いが，白衣高血圧*効果も加わり，本来の血圧値が正確には測定できない。避難所に自動血圧計を配置して自分で測定できるようにし，定期的に測定し記録しておくのが望ましい。

　血圧値は，2 週間ごとに再評価して降圧療法を見直す必要がある[12]と報告されており，被災地の医療班は降圧剤を投与した場合は支援を継続していくことが望ましい。

　血圧高値が続くと循環器疾患に進展する可能性もあるため，災害後の生活のなかで，①睡眠の改善，②運動の維持，③良質な食事，④体重の維持，⑤感染症予防，⑥血栓予防，⑦薬物療法の継続，⑧血圧管理をできるだけ実施することが望ましい[1]。

---

*　白衣高血圧：白衣姿を見ただけで，普段より高い血圧が計測される現象をいう。

ｆ）がん

　がん患者が災害に遭遇した場合に，急ぐ治療と待てる治療について理解しておく必要がある。抗がん剤治療に関しては，1〜2週間程度遅れても病状が進行することはない。災害直後の患者はまず自分の生活を整えることを優先すればよい[13]。

　しかし，白血病など血液に関連した腫瘍や胚細胞腫瘍，その他の特殊な腫瘍では，治療を継続して行う必要がある。詳細は，医療機関で説明を受け，災害時の対応ができるようにしておく必要がある。

　内服薬は，体調変化がない場合は普段どおりに服用する。抗がん剤治療を受けている患者は，感染症に罹らないよう生活環境の中で対策をとる必要がある。

■治療の継続について

　大規模災害により，通院中の病院が被災し，治療が中断する場合は，がん診療連携拠点病院のがん相談室に連絡し指示を受けるようにする。自宅ではなく避難先に居住している場合は，その所在地についても伝えておくようにする。

　①医療用麻薬を使用している患者の場合[13]

　医療用麻薬の入手が必要な場合は，病院や薬局で受け取ることができる。急性期は医療班が来たときに，必要であることを知らせる。残量が少ない場合は，飲む間隔は変えずに飲む量を減らす。

　②電動ポンプを使用している場合

　災害時は電源を消失する時期があるため，ACアダプター（コンセント電源）以外の予備の電源を準備しておく必要がある。停電になると，ACアダプターから自動的にバッテリーや電池からの供給に切り替わる。CADD-Legacyポンプ（**図9-3**）は単3アルカリ電池2本で約1週間連続使用が可能である。電池は備蓄しておく必要がある。

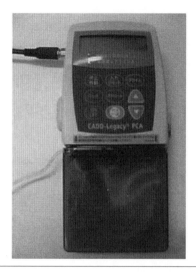

図 9-3　CADD-Legacy ポンプ
（文献 3 より）

　テルモ小型シリンジポンプの内蔵バッテリーは，24 時間連続作動が可能である。こちらは予備のバッテリーと急速充電器を備えておくとよい。

■日常生活の注意点

　①感染症を予防する。

　避難生活をしている場合は，集団生活であり，インフルエンザ，ノロウイルス，風邪，食中毒など感染症が蔓延しやすい。がん患者は，抗がん剤治療により抵抗力が低下しているため，健常な人よりも注意を払いマスク着用，うがい，手洗いなど予防行動をとる必要がある。また，体温測定を毎日行って体調不良を早期に発見できるようにしておく。

　②がれきやヘドロの処理作業はしない

　抗がん剤治療により抵抗力が低下しているため，通常は土の中や皮膚

に常在している菌でも悪影響があることも考えられるため，災害後の復旧に必要となるがれき撤去，ヘドロ除去，家屋の清掃などはせずに，体調を整えることを優先する。

③脱水や血栓を予防する。

食事が摂取できない状況でも水分はマメに摂取するようにする。トイレが遠いし汚いから行きたくないと考え，トイレを我慢したり水分を控えるようになると，脱水症，膀胱炎，エコノミークラス症候群（深部静脈血栓症）を引き起こす可能性がある。

④がんであることを伝えておく。

がんで治療中であることを周囲の人や医療班，保健師などに伝えておくと生活環境を整えたり衛生状態に配慮してもらえる。

⑤発熱した場合の対処を知っておく。

38℃以上の発熱が1時間以上続く，発熱とともに悪寒や発汗があるなどの場合は，すぐに受診する。

■酸素療法を行っている場合

在宅酸素療法（HOT）患者の記載を参照（p. 137）。

g）関節リウマチ患者

関節リウマチ（以下，RA）患者は日本人口の0.5％程度で，わが国の患者数は約70万人程度と考えられている。RAは発症早期から関節滑膜に炎症が生じ痛みを伴い，関節破壊が進んでいく病気である。

RA患者が災害に遭遇した場合は，病気が直接に生命を切迫する状況にはならないため，避難所で生活されている場合も多く，避難生活では多くの支援が必要になる場合がある。避難所は固い床であることが多く，立ち上がりや移動なども困難な場合がある。

避難所で生活するRA患者をみつけた場合は，時には自助具や補助具を使い，生活環境を整える支援が必要である。通常のトイレ便座では低

すぎて立ち上がりがしづらい場合は，補高用便座シートを敷き，手すりを設置するとよい。患者は，災害時のストレスや避難所の寒暖差で痛みが増強する場合もあるため効果的な鎮痛剤の投与を検討する。生活する意欲を失っている場合は，活動低下によるフレイルも進む可能性もある。

　2003 年に生物学的製剤が日本で使用できるようになり，リウマトレックスは RA のアンカードラッグとなり，ステロイドの効果的使用方法に関するエビデンスも増えたことで，RA 医療は目覚ましく進歩し，いまや寛解を目指せる時代となっている。RA 患者にとって薬物療法は非常に重要となっているのである。幸い RA 薬は数日間飲めなくても病状を悪化させない薬が多いのも特徴ではあるが，これらの薬物の中で最も注意を払う必要があるのはステロイド剤である。ステロイド剤を長期投与されている患者が突然服用を中止すると副腎不全を起こし，昏睡，意識障害や血圧低下によるショック状態となる可能性がある。薬が切れそうになった場合や残量が少ない場合は，少量づつ分割し血中濃度を途絶えさせないよう継続投与できるようしておく[14]。RA 患者に出会った場合，ステロイド投与中であるかを早めに聴取し，調達する必要がある。災害時は，体調を維持できないような想定外のことも起こり得るため，プレドニン以外の抗 RA 薬（リマチル®，アザルフィジン®，メトトレキサート®，プログラフ®など），免疫抑制剤，生物学的製剤は中止しておくよう伝える。これらの薬物は 2 週間ほど効果が継続されるため服薬中止で心配する必要はない[15]。生物学的製剤はアクテムラ®，オレンシア®などの場合には，点滴の効果は一般には 4 週間持続する。レミケード®の効果は 6～8 週間持続する。皮下注射のエンブレル®の場合は 3～7 日，ヒュミラ®は 2 週間と短めだが，たとえ投与を中断しても急激に症状が悪くなることはない。また，5 カ月以内であれば関節破壊は始まらないとされている[2]。

2. 災害が身体障害者に与える影響と必要な看護

（1）災害が身体障害者に与える影響と看護

　身体障害者福祉法の対象となる身体障害は，①視覚障害，②聴覚障害・平衡機能障害，③肢体不自由，④音声・言語障害・そしゃく機能，⑤内部障害（心臓・腎・呼吸器・膀胱・大腸・小腸・免疫等）の5種類に大別される。

　④⑤は慢性疾患患者とともに記述するためここでは①〜③について述べる。

　適切な介助のためにも，必ず「本人の意志」を確認・尊重する。

①視覚障害

　災害発生時，視覚障害があることで，社会的な障害として，移動と情報の入手が困難となることが予想される。

　両目の視力の和が0.01以下のものには障害者手帳1級が交付され，障害等級としては視力や視野を基準とした6級まである。視覚障害者＝全盲のイメージがあるが，全盲患者は日本で推定18万人程度（2007年），弱視（ロービジョン）が144万人（87％）となっている[16]。また，全盲＝点字を使うというイメージがあるだろうが，実際は事故や病気のため途中から視覚障害者となった人が85％と多く，このような中途失明者（弱視を含む）の人々の70％は点字を使えない[17]。視覚障害者は，物の場所など定位置を決めて生活している場合が多く，災害時はその住環境に変化が起こるため生活に困難が生じるようになる。避難時に一緒に逃げる人がいるのか，避難生活を送るうえで支援者がいるかどうかでも不自由さは異なると思われる。また，物が定位置になる状態を維持できるよう支援する，常に物の位置を説明するようにするなど，自立した生活ができるよう支援することが必要である。最近では，パソコンなどのIT技

術が発展し視覚障害者の日常生活を支援できる便利な補助具が多くなり自らが積極的に情報収集できる機会も増えている。これらの補助具が使えるような環境が維持できるようにすることも必要である。視覚障害者の情報入手手段は健常者と変わらずテレビが最も多く，次にテレビ音声が受信可能なラジオを用いている[17]ためこれらの環境を整えることも必要である。

　視覚障害者の半数は70歳以上，60歳代は22％，60歳以上は全体で合計72％を占めているという推定であり，視覚障害の高齢者の生活適応はさらに困難になると思われる。

②聴覚障害者

　聴覚障害者の場合，障害について見分けがつきにくいため支援の手を差し伸べにくい。しかも，避難行動時や避難所に聴覚障害者であることを表明することも好まないであろう。

　全日本ろうあ連盟は，災害対策マニュアルの中で，災害時の看護支援に必要とされる聴覚障害者に対するかかわり方について示している[18]ので転載する。

　・避難所に，聴覚障害者がいたら，県の災害対策本部や県の聴覚障害者団体や聴覚障害者情報センター，行政の福祉事務所などに連絡。

　・避難所では本部や受付などに聴覚障害者や手話などのプラカードを掲げる。またはプラカードをもって聴覚障害者がいるかどうか確認

　・聴覚障害者本人に聴覚障害者であることがわかる目印（スカーフやリボンなど）を付けてもらう方法もある。その場合は必ず本人の了解を得る。

　・聴覚障害者は唇の動きだけでは正確に伝わらない。筆談や携帯のメール画面などを使う。特に，停電された暗闇では手話や筆談ができないため，手の届くところに懐中電灯などライトを確保する。

　・テレビの設置については，手話通訳や字幕機能がないと聴覚障害者には内容が全くわからない。衛星放送のCS統一機構「目で聴くテレビ」など，避難所には聴覚障害者用情報受信装置（CS放送受信機）アイドラゴンⅢを設置する。

　・災害が近づいて避難が必要になっている時には，あらかじめ隣近所に聴覚障害者がいるどうか確認し，避難の必要なことを知らせる。

（2）肢体不自由者の災害への備え

　日常生活動作や姿勢の維持に不自由があるため，移動に関する支援が必要になるし，生活援助が必要になる場合もある。そして，気をつけたいことは，障害に応じた個別の対応が必要なことである。杖，歩行器，車椅子，どの移動を希望するのかを聴くようにする。車椅子の移動では，同じ目線で話しかける，必要に応じてベルトで体を固定する。動作を行う時は一声かける，段差の上り下りはゆっくり行う等の原則を守るようにする。階段昇降する際は3〜4人で車椅子をゆっくりもち上げ移動する。杖を使用している人には，動作の邪魔にならない位置に立ち見守る。

引用文献

1）小川智久：口腔細菌がおよぼす全身への影響．モダンメディア63（8）：pp. 179-185, 2017.

2）中田隆文：災害時呼吸ケアと訪問リハビリテーション．日呼吸ケアリハ会誌22（3）：pp. 348-351, 2017.

3）平成26年度厚生労働科学研究費補助金 地域医療基盤開発推進研究事業「被災地に展開可能ながん在宅緩和医療システムの構築に関する研究」班：大規模災害に対する備え　がん治療・在宅医療・緩和ケアを受けている患者さんとご家族へ．2014.
https://ganjoho.jp/data/public/support/brochure/saigai_booklet.pdf（2019年2月27日アクセス）

4）一般社団法人全国腎臓病協議会
　　http://www.zjk.or.jp/kidney-disease/disaster/index.html（2019 年 2 月 27 日
　　アクセス）
5）平成 28 年度厚生労働科学研究費補助金　難治性疾患等克服研究事業「難病患者
　　の地域支援体制に関する研究」班：災害時難病患者個別支援計画を策定するた
　　めの指針　改訂版.
　　http://www.nanbyou.or.jp/upload_files/saigai.kaitei.pdf
6）神奈川県：特定疾患（疾患別）災害時携帯手帳・療養情報手帳. 2014.
　　http://www.pref.kanagawa.jp/cnt/p647324.html（2019 年 2 月 27 日アクセス）
7）一般社団法人臨床糖尿病支援ネットワーク：糖尿病災害時サバイバルマニュア
　　ル.
　　https://www.cad-net.jp/introduction/about/our_work/anti-disaster_meas
　　ures/pdf/diabetic_a4_rev2.pdf（2019 年 2 月 27 日アクセス）
8）西澤匡史, 星出聡, 苅野七臣：災害と高血圧・脳卒中. 心臓 46（5）：pp. 563-568,
　　2014.
9）Kario K, Matsuo T, Ishida T, Shimada K："White coat" hypertension and the
　　Hanshin-Awaji earthquake. Lancet 345：p. 1365, 1995.
10）Kario K, Matsuo T, Shimada K, Pickering TG：Factors associated with the
　　occurrence and magnitude of earthquake induced increases in blood pressure.
　　Am J Med 111：379-384, 2001.
11）Kario K, et al：Management of Cardiovascular Risk in Disaster. JMAJ 48：363-
　　376, 2005.
12）Kario K, Ohashi T：After major earthquake, stroke death occurs more
　　frequently than coronary heart disease death in very elderly subjects. J Am
　　Geriat Soc 46：537-538, 1998.
13）平成 26 年度厚生労働科学研究費補助金　地域医療基盤開発推進研究事業「被災
　　地に展開可能ながん在宅緩和医療システムの構築に関する研究」班：大規模災
　　害に対する備え　がん治療・在宅医療・緩和ケアを受けている患者さんとご家
　　族へ. 2014.
　　https://ganjoho.jp/data/public/support/brochure/saigai_booklet.pdf（2019 年
　　2 月 27 日アクセス）

14) 一般社団法人日本リウマチ財団
http://www.rheuma-net.or.jp/rheuma/rm400/rm400_chiryo_steroid.html
（2019 年 2 月 25 日アクセス）

15) 一般社団法人日本リウマチ財団：東北地方太平洋沖地震被災者の皆様へ．2011.
http://www.ryumachi-jp.com/info/news110314.html（2019 年 2 月 25 日アクセ
ス）

16) https://code.kzakza.com/2018/05/gankaikai_popu/

17) 青木慎太朗編：視覚障害学生支援技法　増補改訂版；韓星民：視覚障害者用支援
機器と文字情報へのアクセス．生存研究センター報告書 12, 2010.
https://www.ritsumei-arsvi.org/publication/center_report/publication-
center12/publication-188/

18) 一般財団法人全日本ろうあ連盟
https://www.jfd.or.jp/tohoku-eq2011/shelter-support（2019 年 2 月 27 日アク
セス）

10 | 災害時の要援護者へのケア （妊産褥婦，高齢者）

西上あゆみ

《目標＆ポイント》
(1) 災害が妊産褥婦に与える影響と必要な看護を説明できる。
(2) 災害が高齢者に与える影響と必要な看護を説明できる。
《キーワード》 妊産褥婦，高齢者，備え，影響

　第9章から災害時要援護者へのケアとして，主な災害時要援護者を取り上げ，そのケアを述べている。本章では，妊産褥婦と高齢者を取り上げ，災害が与える影響と災害に備えることについて解説する。

1. 災害が妊産褥婦に与える影響と必要な看護

（1）災害が妊産褥婦に与える影響と看護

a）妊産褥婦の位置づけ

　長い人生の中で，妊娠期間は10カ月，産後の約1年の間に自分が災害に遭遇することを考えるのは難しいとは思うが，災害は誰にも遭遇する可能性がある。被災地は妊産褥婦にとって，過ごしやすい場所とはいえず，平時に教育しておくことが大切である。

　渡邊は，妊婦の災害への気がかりは，身動きの取りにくさ，自分や子どもへの影響，一人でいる時の対応であった。しかし，これらへの対策は不足しており，備えに関する知識不足，低い対応効力，備える煩わしさなどが妨げになっていた。一部の妊婦は，災害を自分事として捉えて

いなかった。また，妊娠それ自体は備えるきっかけになりにくく，妊娠後に新たな備えに取り組んでいた妊婦はごくわずかであったとした[1]。

　妊産褥婦は成人期とはいえ，20～30歳代が多く，それまでの人生の中で災害にあった経験はほとんどないであろう。さらに妊娠していない時と比べて，精神的にも身体的にも変化が生じていることから避難行動や避難後の生活に適応しにくくなる。妊娠中は，ホルモンの変化や子宮の増大，体重の増加などでいろいろなトラブルが発生する可能性があるが，これが治療の必要な妊娠合併症に移行するものでないこととの区別が必要である。それゆえに対応を知り，しっかりと備えの教育を行っておくべきであると考える。

b) 生活環境の変化

　妊娠初期は流産のリスクが伴うため，重労働を避ける必要もあり，災害発生後の生活環境を整えることが難しい。一方で，外見的には妊婦と認識されにくいため，他者から配慮されにくい一面がある。

　災害が発生することによって自分が通っていた分娩施設で出産ができなくなったり，里帰り分娩の計画に変更が出てくる可能性がある。つまり，バースプランの実行が難しくなるということである。もし，被災地での分娩を考えていたのであれば，継続してその医療機関で健康診査が受けられるかの確認が必要である。状況に応じて，移送，転院の手続きをする必要がある。妊産褥婦が利用できる社会資源も違う地域へ移動すると異なるため，情報提供が必要である。

　避難所では，基本的にベッドがないことが多く，特に臨月が近い妊婦にとって，ベッドで休めないこと，さらに洋式トイレがないこと，ビデがないことは非常に不便である。便秘や頻尿なども出現するため，避難所での生活はさらに不便と感じるであろう。福祉避難所へ変わることも考えられるが，高齢者も多く，世代の違う妊婦が同じ部屋で過ごすこと

がストレスになる可能性もある。

　災害が発生することによって，清潔な水を手に入れることが難しくなる。新生児を抱えた母親にとって，子どもを清潔なお風呂に入れること，ミルクを作ることなど，自分のこと以上に清潔ということに過敏になっているといえる。

　避難所で多数の人と共同生活している場合，授乳室や子どものおむつを替える場所の確保が必要である。新生児がむずかって泣くことを考えると，共同生活は母親にとって非常にストレスになる可能性があり，母子専用の部屋を設けることが望ましい。

　被災地で電気が止まることによって，エレベーターなどが使用できなくなる可能性がある。妊婦（特に妊娠後期）にとっても新生児を抱えた母親にとっても負担が増える。新生児や乳児を抱える母親にとっておむつや哺乳瓶の確保，消毒も心配されるところであるため，必要な物品が不足していないように支給や紹介ができるようにする。

c）食事

　妊娠初期は，つわりを体験していることが多く，周囲のにおいに敏感になっている。限られた種類の食べ物しか受けつけられなかったりするため，配慮が必要になる。さらに塩分を制限したり，体重管理や胎児の成長のために食事に気を配る母親も多いと考えるが，避難所生活の中では難しく，相談に乗る必要がある。災害時の乳幼児の栄養に関しては，「母乳育児団体協議会」や「災害時の母と子の育児支援共同特別委員会」が資料を示している[2)3)]。

d）精神面

　母親の精神面のケアでは，災害に遭遇することでの妊娠継続への不安が増強される可能性がある。心理的ストレスから子宮収縮が起こりやすくなる。被災地で，父親の協力を得にくくなれば，さらにストレスがか

かる可能性がある。

　母親が妊婦ということは，若い世帯の夫婦であることが考えられ，夫も被災地で仕事を続けていくために勤務が長くなる可能性がある。家族内での話し合いを調整していくことも必要である。新生児や乳児を抱えて避難所生活をする褥婦は，育児ストレスに加えて，子どもの泣き声やおむつ交換時の匂いなど，周囲に気を遣うことになる。極度のストレスや恐怖で一時的に母乳の出が悪くなることも報告されている。一時的に出が悪くなっても，授乳を続けることによって母乳は出てくるようになることを説明する。女性専用の部屋の中で，安心して授乳や，おむつ交換ができるよう部屋を提供する必要がある。

（2）妊産褥婦の災害への備え

　妊産褥婦である期間ぐらいと，とらえることなく，自身と家族で協力して災害に備えておくことを考えてもらう。出産準備教室などで知識や情報を提供しておくことが大切である。かかっている医療機関や地域の保健所などいざというときに必要な連絡先を携帯電話だけにまかせず，記録を取っておく。若い世代の夫婦世帯では，新しい土地に越したばかりであり，地域の災害時の避難場所や避難経路も把握されていないかもしれない。避難用に持参する物品を準備しておくことは，災害のためと考えるとおっくうになるかもしれないが，妊娠期間中の緊急入院にも役立つ。人目を気にせずに授乳できるように大判のスカーフ・風呂敷などを代用すること，だっこひも，おんぶひもの使い方を伝えておく。

　妊産婦の災害に関するマニュアルでは，菅原ら[4]が，平時における災害準備を盛り込んだ「災害時妊産婦情報共有マニュアル」を「保健・医療関係者向け」，「一般・避難所運営者向け」の2種類について考案している。日ごろからの妊産婦と母子，地方自治体等支援者，保健・医療関

係者の災害に対する情報に関する備え，発災後各フェーズにおける妊産婦，母子に関する効果的な情報収集と提供方法を考案し，情報共有の重点事項を整理している。ここでは「行動レベルで作成する」「平時と発災後各フェーズに分けて，状況の変化に対応する内容とする」「地域の特性に合わせ，応用が可能である」ことが大切であるとされている[4]。

2. 災害が高齢者に与える影響と必要な看護

（1）災害が高齢者に与える影響と看護

a）高齢者の位置づけ

　災害対策基本法において高齢者は，障害者，乳幼児とともに「要配慮者」とされている。しかし，高齢者すなわち要援護者，要配慮者というわけではなく，高齢者は個別差が大きいため，疾患の有無や状態によって考えるべきであろう。一般的に災害発生時の高齢者の死亡者の割合は大きく，東日本大震災において，被災地の全体の死亡者数の約6割が，60歳以上の高齢者であったといわれる[5]。さらに東日本大震災における震災関連死の死者数は，66歳以上が全体の約9割を占めていた。65歳以上は約7割が通院者といわれるため，災害時の薬剤の確保に関しては，念頭においておく必要がある。

b）生活環境の変化

　糖尿病や，高血圧，運動機能の障害などを複合的に抱えている場合，これまで受けていた治療やリハビリをあきらめてしまうとそのまま，体力が低下してしまう恐れがあるため，中断をしないようにする。

　認知症は，場所が変わることによっても進む場合があり，新しい環境への適応に時間がかかる可能性がある。避難所は，抵抗力の少ない高齢者にとって，多人数の方と一緒になることで，感染症にかかりやすくなる。また，段ボールなどが敷きつめられた避難所では，健康な方では問

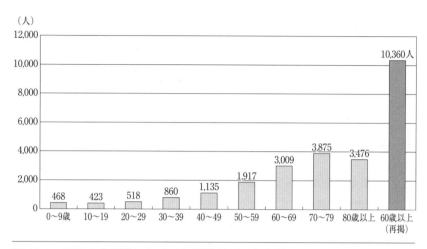

（人）

図 10-1 東日本大震災における年齢階級別死亡者数
（警察庁「東北地方太平洋沖地震による死者の死因等について【23.3.11〜
25.3.11】」より引用。※検視等を終えて年齢が判明している者を集計）

題にならない小さな段差などで転倒の可能性もある。

　転倒や活動量の低下になっていないか確認する。転倒に関しては，避
難所では，床に段ボールなどつまずきやすいものが散乱している状況も
あり，生活環境の整備が必要になる。また，自宅でベッドや洋式トイレ
を使用していた場合，避難所では，それらの用意がない場合もあり，こ
れらの点からもベッドの配置や手すりの配置など手配が必要になる。ま
た，トイレまでの距離も考慮しなければならない。避難所は高齢者にとっ
て手すりがなかったり，転倒などを考慮して歩行を減らし，活動量を低
下させてしまう可能性がある。朝からラジオ体操を一緒に実施するなど，
適度な運動を勧めるとよい。

　被災後，引き続き自宅で過ごしている高齢者の場合，自宅の物品が散
乱し，手すりなども使用しにくい状況になっている可能性があり，避難

所と同様に生活環境の整備が必要である。特に医療・介護サービスなどを活用しながら生活を送っている高齢者にとってこのサービスが継続することは不可欠なことである。高齢者が避難所や道路事情でサービスを受けられなくなる可能性もあるが，医療・介護サービスを提供している側の被災でサービスの停止が発生することもある。災害発生時を乗り切るための平時の自助力も備えておく。

　夏期における避難所では，冷房などの設備が整えられ，冬季は暖房器具がおかれる。高齢者は，若い方への遠慮から，自分に合わない温度設定なども承知している可能性があり，配慮が必要である。

c）食事

　食事に関して，避難所ではこれまで食べていたものと形状や内容が異なる可能性がある。高齢者にとって食べやすい食事になっているか確認する必要がある。粥が必要，水分にはとろみが必要という場合もあれば，揚げ物など日頃あまり食べないものが配給される可能性がある。また，排泄に動くことへのおっくうさから，水分などの摂取を控える可能性もあり，注意を要しなければならない。配給のパンやおにぎりが食の細さから一度に食べきれずに分割されてしまう可能性があり，とくに夏期は衛生面への注意が必要である。

　近年は独居の高齢者も多く，被災地の道路事情から避難所へ来ることができない高齢者は，避難所に来れば得ることのできた食事や支援物資のサービスなどを得られない可能性もあり，これらの情報収集と適切な配達ができるような手配をしなければならない。

d）精神面

　高齢者は，長くその土地で暮らしてきたため，地域への思いや近くの墓地に対する思い入れも大きい。景色や施設などの破壊自体が高齢者の精神面に影響する可能性がある。また，収入が少ないことから自宅の再

建や修繕も難しい状況におかれることがある。家族内で若い子どもや孫が被災にまきこまれたことを知ると「高齢の自分が無事で…」という罪悪感にとらわれることも考えられる。家族にどのようなことが起こっているかについて話を傾聴していく必要がある。

e）長期的な視点

　自宅の再建ができず，仮設住宅や復興住宅に住むことになった高齢者では，これまでの買い物に通っていた商店から遠くなったり，畑仕事などやめなければならない，新しい生活の獲得が必要になる。閉じこもりにならないようなお茶会などのイベントの企画を考えていく。また，長期に高齢者の状況を見ていく場合，生活の中からアセスメントしていくことも大切である。対象者の表情の変化や声の張り，近隣とのかかわり方，ゴミの内容や新聞・郵便物の受取状況，訪問時の玄関の状況など健康な生活を送ることができているかを見ていくのである。

（2）高齢者の災害への備え
a）避難行動要支援者名簿の活用

　東日本大震災の教訓を踏まえ，2013年災害対策基本法が改正され，避難行動要支援者名簿を活用した避難支援のため，「避難行動要支援者の避難行動支援に関する取組指針」が内閣府（2013年8月）から示された[6]。この名簿に情報提供をしておく説明をする。

b）福祉避難所や避難所へ行くことのイメージ

　自分の住んでいる地域の避難所，福祉避難所の場所を確認しておき，その場所へ行く方法についてイメージしておく。地域の訓練に参加しておくこと，日頃からの近所との交流や，災害の時に手伝ってほしい旨を伝えておくことも大切である。避難所へ移動することは，道路の損壊や建物の倒壊などから危険を伴うものであることもあわせてイメージして

おく必要がある。こうした事前準備が，避難時に持って逃げなければならない杖や老眼鏡の準備にもつながる。

c）避難の情報を受け取る

　避難が必要になった場合，自治体から避難情報が発令されるが，これには「避難準備・高齢者等避難開始」「避難勧告」「避難指示」の３つがある。2016 年台風 10 号による水害では，死者・行方不明者 27 人が発生する等，東北・北海道の各地で甚大な被害が発生した。とくに岩手県岩泉町のグループホームの被災をはじめ，高齢者の被災が相次いだ。「避難準備情報」の名称については，同年，高齢者等が避難を開始する段階であるということを明確にするため，「避難準備情報」が「避難準備・高齢者等避難開始」に名称変更された[7]。避難への移動行動に時間がかかることを想定し，住まいの自治体から発令される避難情報（市町村のウェブサイト，防災無線など）やテレビ・ラジオの情報を軽視しないように説明する。

　図 10-2 は滋賀県長浜市の取り組みである。長浜市では，災害発生時における要配慮者への支援を適切かつ円滑に実施するため，マニュアルで要配慮者の避難支援対策について，その基本的な考え方や進め方をまとめている。そして，「避難支援・見守り支えあい制度」により，身近な自治会組織が主体となった避難支援体制づくりを支援している。この制度は，ひとり暮らしの高齢者や障害のある人などから申し出を受け，自治会や防災組織，民生委員・児童委員による支援体制を作るとともに，市と社会福祉協議会が必要な情報を共有するものである[8]。

d）避難の必要性の理解

　高齢者の場合，災害が発生しても「このくらいなら大丈夫」「私はこのままでよい」と考える方もあり，まず，避難そのものが受け入れられていない可能性がある。高齢者が避難しないと決めることで，その決定自

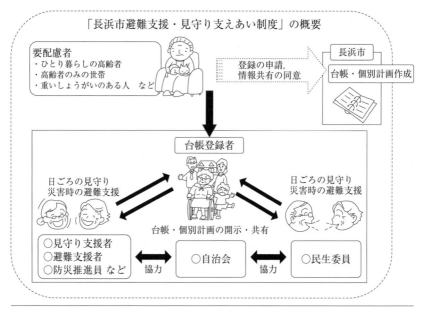

図 10-2　長浜市避難支援・見守り支えあい制度の概要（長浜市）
　　　　（文献 8 から引用）

体が，家族や近所，救援者を危険に巻き込む可能性があり，平時に避難
の必要性について話し合っておく必要がある。

e）物品の備え

　高齢者にかかわらず，災害に対する物品の備えはしておくべきである
が，とくに紙おむつなどの介護用品，薬や食品は，少し余裕をもって備
蓄しておく。食事においては，高齢者の摂食の状況や入れ歯などを考慮
して，やわらかいもので考えておく必要がある。

引用文献

1）渡邊聡子：妊婦における災害への備えの認識と行動．日災害看会誌 17（2）：pp. 22-33，2015

2）母乳育児団体連絡協議会：災害時の乳幼児栄養に関する指針．2007
http://www.midwife.or.jp/pdf/hisai_message04.pdf（2019 年 1 月 8 日アクセス）

3）災害時の母と子の育児支援　共同特別委員会：地震や水害にあった母乳育児中のお母さんへ．2004
http://www.midwife.or.jp/pdf/hisai_message05.pdf（2019 年 1 月 8 日アクセス）

4）菅原準一：平成 27 年度厚生労働科学研究費補助金（成育疾患克服等次世代育成基盤研究事業）「東日本大震災被災地の小児保健に関する調査研究」班　産科領域の災害時役割分担，情報共有のあり方検討 Working Group，妊産婦を守る情報共有マニュアル．2016
http://www.megabank.tohoku.ac.jp/wp/wp-content/uploads/2016/04/ID14985_01.pdf（2019 年 1 月 14 日アクセス）

5）内閣府：平成 25 年版　高齢者白書（全体版），第 1 章第 2 節 6（7），東日本大震災における高齢者の被害状況．2013
https://www8.cao.go.jp/kourei/whitepaper/w-2013/zenbun/s1_2_6_07.html（2019 年 1 月 7 日アクセス）

6）内閣府（防災担当）：避難行動要支援者の避難行動支援に関する取組指針．2013
http://www.bousai.go.jp/taisaku/hisaisyagyousei/youengosya/h25/hinansien.html（2019 年 1 月 7 日アクセス）

7）内閣府：防災情報．避難勧告等に関するガイドラインの改定（平成 28 年度）．
http://www.bousai.go.jp/oukyu/hinankankoku/h28_hinankankoku_guideline/index.html（2019 年 2 月 12 日アクセス）

8）長浜市：長浜市避難支援・見守り支えあい制度．2016
http://www.city.nagahama.lg.jp/0000001824.html（2019 年 1 月 14 日アクセス）

参考文献

・内閣府（防災担当）：福祉避難所の確保・運営ガイドライン．2016
　http://www.bousai.go.jp/taisaku/hinanjo/pdf/1604hinanjo_hukushi_guideline.
　pdf（2019 年 1 月 7 日アクセス）
・三澤寿美，太田晴美（編）：災害看護（Basic & Practice 看護学テキスト統合と実
　践）．学研メディカル秀潤社，2018
・日本助産師会：災害支援活動．
　http://www.midwife.or.jp/association/sinsai_torikumi.html
・兵庫県立大学大学院看護学研究科：21 世紀 COE プログラム．
　http://www.coe-cnas.jp/21coe/link.html（2019 年 1 月 14 日アクセス）
・日本栄養士会：災害支援．
　https://www.dietitian.or.jp/about/concept/jdadat/（2019 年 8 月 14 日アクセス）

11 | 災害時の要援護者へのケア （子ども，精神科疾患患者）

大澤智子

《**目標＆ポイント**》
(1) 災害が子どもに与える影響と必要な看護について説明できる。
(2) 災害が精神科治療を必要とする人に与える影響と必要な看護について説明できる。
《**キーワード**》 子ども，精神科疾患患者，備え

1. 災害が子どもに与える影響と必要な看護

（1）子どもに見られる災害の影響と必要な看護

　子どもは自分の体験や気持ちを言葉で表すことに限界があり，災害の影響が身体の症状や行動上の変化として現れる。特に小児や児童期の子どもにはその傾向が強く，思春期になるにつれ大人が示すストレス反応と似ると言われている。**表11-1**に子どもに見られるトラウマ反応の特徴を示す[1]。

　これらの反応は酷い出来事を体験すると当然の影響として現れる。ただ，当然の反応とはいえ，影響を示す子どもの世話は簡単ではない。また，子どもの回復は保護者の状態や言動に左右される。つまり，影響を受けた子どもに対応する際，見逃してはいけないのが保護者の存在なのだ。保護者が安定すれば，子どもは回復する場を手に入れることになる。そのため，看護師は子どもを支援するだけではなく，保護者を支えるこ

表 11-1　子どもに見られるトラウマ反応の特徴

からだの反応	・食欲不振，腹痛，下痢，吐き気，頭痛など ・排泄の失敗・頻尿 ・眠れない，恐い夢を見る ・かゆみなどの皮膚症状
こころの反応	・一人でいるのを恐がる，大人と離れたがらなくなる ・いつもビクビクしている，びっくりしやすい，怒りっぽい ・出来事のこわい場面を急に思い出す ・出来事に関連するものや場所を避ける，出来事のことを話したがらない ・自分を責める，誰かのせいだと周囲を責める
生活・行動の変化	・多動，多弁，集中困難，落ち着きがなくなる ・赤ちゃん返り，甘えが強くなる ・反抗，乱暴 ・学習能力の低下 ・以前楽しんでいた活動に興味がなくなる ・ひきこもり，一人で過ごすことが多くなる ・自分を傷つけるような行動，無謀な行動が見られる

（文献 1 より転載）

とも期待される。筆者は影響を受けた子どもを抱え疲弊している保護者には以下のように伝えている。「避難所で生活するだけでも大変な中，お子さんがまとわりついて離れなかったり，災害前にできていたことができなくなったり，余計に手がかかるのはとてもストレスですよね。ただ，お子さんがこんな風に甘えたり，わがままをいったりできるのは，お母さんがちゃんとお母さんをしてきた証拠でもあるのです。お母さんがこれまでお子さんと向き合い，お母さんは不安を解消してくれる存在だと子どもが理解しているからこそ，お子さんは安心して災害の影響をこん

な形で示すことができるのです。こんな説明を受けても何の助けにならないかもしれませんが，このことは覚えておいてください。また，生活が少しずつ安定し，落ち着きを取り戻すにつれ，お子さんの状態も改善していきます。ただ，あまりにもストレスが強く，どうにもならないと感じた際には子どもの面倒を見てくれる人を探しましょうね」

　逆に，周囲の大人があまりにも疲弊し，ストレスを感じている場合，その状況を察し，我慢することを選び，いい子になる子どもがいる。そんな子どもの心情を理解する余裕がない保護者は「よそのお子さんは大変みたいなのに，うちの子は災害前よりもずっと聞き分けがよく，率先してお手伝いもしてくれるので，とても助かっています」と素直に喜ぶ。しかし，このようながんばりには反動があることも理解しておくべきである。よって，このような状況では以下のように伝えている。「大変な状況の中，お子さんが協力的でよかったですね。本当にありがたいですよね。ただ，お子さんもとてもがんばっているのだと思います。そのがんばりをねぎらうためにも，お子さんと2人だけの特別な時間を持ったり，普段よりも抱きしめる回数や時間を増やしたり，添い寝をしてあげてください。あなたのお子さんがそうであるといっているわけではありませんが，本当は泣いたり，わがままをいったり，怒ったりしたいのに，必要以上にムリをして，我慢をしているお子さんを見てきました。その我慢が限界に達すると爆発してしまうこともあるのです。あなたのお子さんがそんな風になってしまうのはあまりにも悲しいので」。このように注意喚起をしつつ，具体的に何ができるのかを伝えるといい。

　災害は死を身近なものにする。しかし，死をどこまで理解できるかは子どもの発達の程度により幅がある。例えば，3〜5歳の子どもは死の不可逆性を理解できない。5〜9歳くらいの子どもは死の最終性や因果性を理解できるようになっているものの「自分が死ぬことはない」と考えて

表11-2　年代別の死の受け止め方と対応

年代	死の受け止め方と対応
就学前	死が永続的なものであることを理解していないため，生き返らせることができると信じていることがある。 そこで，死んだ人は息もしないし，動かないし，痛みも苦しみも何も感じないということを理解できるように手助けする。家族に何か悪いことが起こるのではないかと不安がることもあるため，必要な手立てをとっていることを具体的に伝える。
学童期	死の理解は進むが，死者を怪物や幽霊と擬人化していることがある。また，死んだ人が生き返ることを望むあまり，擬人化した死者に怯えつつ，そのことを誰にもいえていない場合がある。生き返ることはないこと，そして，弔いの方法を伝えるとよい。
思春期	家族や友人を失うことに対して強い怒りや自責感を抱いたり，後追いを含む衝動的な行動を取ったりする場合がある。受容的な態度をもちつつ，制限を守ることが大切だ。同時に，家庭や学校との連携は不可欠であり，以前の状態との落差が激しく学業や友人関係に支障が見られる場合は，専門家につなげる。

(文献2より一部改変)

　いる。10歳以上になるとその理解は成人と同等に成熟したものになるようだ。そこで表11-2に年齢別の対応をまとめた。

　子どもの中には災害が起こったのは自分のせいだと考え，自責感を抱くことがある。同じようなことは，両親が離婚したり，自分の周りで酷いことが起こったりした際に，しばしば見られる。状況に関する適切な説明が子どもの発達レベルに合わせて行わないと，子どもは自分でそのギャップを埋めようとするからだ。よって，看護師を含む周囲にいる大人は災害の原因を彼らがわかる言葉で説明することを求められる。場合によっては，災害の原因がわからないこともあるだろう。その際には，「誰にもわからない」というのと同時に，「でも，あなたのせいではない」

　からだを楽にするのに役立つ，呼吸の仕方を練習しましょう。片方の手を，こんなふうにお腹の上におきます（実際にやってみせる）。そうそう。じゃあ，鼻から息を吸いましょう。息を吸うと，空気がいっぱい入ってきて，お腹がこんなふうにふくらむよね（実際にやってみせる）。今度は，口から息をはきましょう。息をはくと，お腹がこんなふうにぐーとへこんでくるね（実際にやってみせる）。風船になったつもりで，気持ちよくゆっくりと，お腹を空気でいっぱいにして，それからゆっくりとはいてみよう。3つ数えるよ。そのあいだ，ゆっくりゆっくり息をはいて。はい，じゃあ，一緒にやるよ。

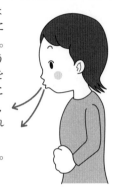

　よくできました！

図 11-1　呼吸法
　　　（文献 2 より引用）

とはっきり伝えて欲しい。

　災害弱者として見られることが多い子どもにも回復する力は備わっている。第 8 章に記したとおり，「5 つの原理原則」に示される回復を促す環境を整備することが看護師にも求められる。例えば，5 つのうちの 2 つの要素である，「安心と安全」を感じ，「穏やかさ」を取り戻すために，心と身体の緊張を和らげる方法を**図 11-1**，**図 11-2** にまとめた。

　呼吸法はどこでも誰でも利用できる方法だ。ここでは腹式呼吸を子ども用にアレンジしてある。腹式呼吸が難しい場合は，ゆっくりとした呼吸で，吸う時間とはく時間が 1 対 2 であることを意識するといい。緊張が強いと吸うことはできても，長くはくのが難しいことがある。そんな時は，風車を吹いたり，息を吹きかけて熱いスープやラーメンを冷ましたりした時を思い出してもらうこともできる。

　筋弛緩法は身体をリラックスさせることを通して，心の緊張を解く方法である。災害後，人の身体は緊張状態にさらされるため，知らないう

174

　こころの緊張をやわらげるためには，からだの筋肉の緊張をゆるめることが効果的です。筋肉を意識して，意図的に強く緊張させてから，一気に力を抜いて，緊張がゆるむ感覚を味わいます。

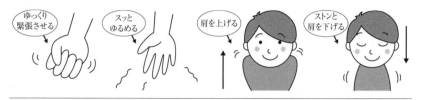

　2～3回くり返し，ジワーッと力が抜けていく感じを味わいましょう。

図 11-2　筋弛緩法の例
（文献3　p.3より転載）

ちに力が入り続けている。そこで，筋弛緩法では意識的に身体に力を入れ，緊張状態を作り，一気に力を抜くことで身体をリラックスさせる。また，力が入った状態と力が抜けた状態を体感することで，自分の身体がどれくらい緊張しているか，各部位に力が入っているとどんな身体感覚になるのかが理解できる。すると，緊張状態に気づきやすくなり，不要な力を抜く対処行動につながることも期待できる。

　安全に遊べる場を確保することも子どもが回復するためには必須である。子どもの仕事は遊ぶことだ。しかし，避難所生活が長引くと親は子どもが笑ったり，声を出したり，泣いたりという当たり前の行動でさえ，周囲に対する気遣いから規制しなければならないと感じ，親子両方にとって大きなストレスとなる。災害の影響から外遊びに危険が伴うこともある。結果，子どもは室内にいることを強いられる。そこで，避難所等で子どもが十分に遊べる場を作ることが望まれる。

　また，このような場においてトラウマ体験が「ごっこ遊び」として再現されることもある。例えば，阪神・淡路大震災後には「地震ごっこ」，東日本大震災後には「津波ごっこ」があった。これらは遊びを通して自

分が経験したことを表現し，乗り越えようとする試みだ。大人が酷い経験を信頼できる人に語り，悲しみや怒りなどを放出しながら出来事を振り返り，別の解釈を加えることと似ている。このような遊びが自然発生している際は，止めるのではなく，見守ることが優先される。ただし，周囲の被災者で不快感を抱く人がいる場合は，この遊びの意味と意図を説明し，理解を促すことが重要である。また，この遊びに参加できない子どもがいるのも事実である。そのような際には，彼らが感じている悲しみ，怒り，無力感等に寄り添い，必要に応じて専門家チームなどから個別対応のためのコンサルテーションを受けて欲しい。

　反応の種類や現れ方，回復には個人差がある。災害の直後から影響を示す子どももいれば，当初，大きな影響を示さなかった子がある日，数週間，長い場合は数年間たって突然，ストレス反応を訴えることもある。後者の場合，子どもは当然のこと，周囲にいる大人は災害との関係を理解できず困惑する。通常は生活が安定し，保護者や家族が落ち着きを取り戻す中，影響は和らぐ。ただ，日常生活や学校生活において，その影響が1カ月以上続く場合は，専門的な治療が必要になる。特に，眠れない日が1週間以上続く，学業や友人との関係に支障が出る，攻撃的な言動や行動，自傷行為がある場合は，専門家への紹介が必要となる。

（2）子どもの災害への備え
（a）身の守り方の練習
　子どもが一人の時や家族と離れていた場所で被災したときのことを想定し，どうやって身を守るか話し合い，練習する。
（b）非常持ち出しかばんの準備
　子どもが安心するのに役立つもの（おもちゃ，絵本，毛布，ぬいぐるみなど）。食物アレルギーがある場合は，症状に対応した非常食や飲み物。

母子手帳やお薬手帳など。

（c）緊急時の連絡手段と集合場所

自宅以外の場所で災害に遭遇した際，どこに集合するのかを決めておく。また，どうやって家族と連絡を取れるようにするのかについても話し合い，具体的な方法を準備する。

（d）避難所とルートの確認

どの避難所に，どのルートで避難するのかを確認し，実際に行ってみる。その際，災害の種類により危険が異なることについても子どもと一緒に考え，計画を立てる。

2. 災害が精神科治療を必要とする人に与える影響と 必要な看護

災害は誰に対しても何らかの影響を与えるが，特に精神科治療を要する人にはその影響がより強く出ることがある。精神症状に災害のストレス反応が加わり，既存の精神症状が悪化することもあれば，日々の生活における支障が大きくなることもあろう。その上，主治医がいる病院が被災し，内服薬の入手ができず服薬を中断せざるを得なくなり，症状が悪化することもある。また，避難所には一人になれる空間が非常に少ない。常に他人の視線や存在を意識せざるを得ず，避難生活によるストレスは増加する。以下に経過ごとの影響と対応を示す。

（1）急性期（発災直後から1カ月）

まずは命を守る。そのためには，看護師自身が自分の安全を確保し，必要に応じて患者を避難させる。ただし，その際には患者の障害レベルに合わせなければならない。特に，身体機能や認知機能に障害を抱えている場合，9章や10章を参照する。この時期に現れる精神症状には，認

表11-3　精神疾患を抱える被災者に見られる災害直後の周辺症状

・意識はあるが外部刺激に反応しない（昏迷）
・穏やかな状態ではない，興奮することが予測できる（不穏）
・感情が高まり抑制が効かない（興奮）
・眠れない（不眠）
・本人にも理由がわからない，突然の激しい行動（衝動行為）
・身体や言葉を使って身体的・精神的な危害を加える（暴力行為）

（文献4より転載）

知症患者の夜間せん妄を始め，知的障害者，発達障害者らの不安反応，
既往精神障害の急性憎悪や悪化がある。**表11-3**に周辺症状をまとめ
た[4]。

　これらの反応は想定外の状態によってもたらされた不安や恐怖の現れ
である。よって，その時点で看護師がするべきことは，患者に安心感を
与えることだ。具体的には以下のことが役に立つといわれている（**表11-
4**）。

　患者の疾患によっては⑨の対応が逆効果になることもある。例えば，
自閉症スペクトラム，アスペルガー症候群の患者は触れられることを嫌
がる。彼らは赤ちゃんの頃から抱っこや抱きしめられることを嫌い，の
けぞったり，身をよじったりする。また，ドメスティック・バイオレン
ス（DV）の被害者や暴力被害を受けたことがある人の中には，同性で
あっても触れられることが安心を生み出さないこともある。自分の領域
を脅かされるように感じたり，過去のトラウマ体験を想起させたりする
ことにつながる可能性も否めない。自分が勤める病院の患者さんであれ
ば相手の情報を知る手立てもあるが，被災地では相手のことがわからな
い中で対応しなければならないことも少なくない。よって，いきなり行
動するのではなく，まず，情報収集をした上で，すでに大きなストレス

表 11-4　患者に安心感を与えるために役に立つこと

① まず看護師が冷静さを保ち，落ち着いて関わる
② 余震や暗闇などの不安な状況に対しては，声をかけて支援者の存在を知らせる
③ 看護師が付き添う
④ 患者が同じ場所に集まる―独りではなく，みな一緒であることが不安や恐怖を和らげる
⑤ 相談や要望を無視しない。温かい態度で応じる
⑥ 見回りを欠かさず，患者の目に見えるところにいるようにする
⑦ 可能な限り現状や見通しを伝える―事実を知ることの方が不安をむやみに募らせない
⑧ 手に入る道具を利用して，楽しみや集中できる作業を考える―からだを動かし具体的に行動することで不安を忘れさせる

　また，パニックや不穏など，災害への反応が強く出ている場合は
⑨ 触れるケア（タッチング，抱きしめる，マッサージなど）を意図的にとりいれる
⑩ 患者の居場所を確保する
⑪ 物理的な打撃の大きな患者（家族を亡くした患者など）は，特に注意深く見守る

（文献 5 より転載）

を抱えている彼らをさらに苦しめることがない対応が必要になる。

　また，物理的な環境を整えることで彼らの興奮を落ち着かせることも可能だ。避難所の中には，災害時において，「高齢者，障害者，乳幼児その他の特に配慮を要する者」（災害対策基本法第 8 条第 2 項第 15 号）と定義されている人を対象とする福祉避難所が存在する。社会福祉施設やデイサービスセンター，宿泊施設，公民館などが該当する。これらの施設は個室利用が可能になったり，他の利用者との接触を制限することもできたりする。ただ，各地域における福祉避難所の周知には温度差があるため，看護師も事前に把握しておく必要がある。直接的な支援ではな

表 11-5　精神科医療機関への搬送を検討および精神科医の対応を必要とする状態

精神科医療機関への搬送を検討するべき状態	① 落ち着かせるのが困難な精神反応や錯乱，昏迷
	② 自殺企図などの自傷や他害の疑いや恐れ
	③ 断薬等によるてんかん重積発作など
主治医あるいは精神科医の対応を必要とする状態	① 幻覚・妄想など精神病状態
	② パニック発作等，不安症状や数日続く不眠，抑うつ症状
	③ 精神障害や発達障害，認知症の不穏
	④ 避難所での不適応反応
	⑤ 高齢者のせん妄
	⑥ 数日続く心的トラウマ反応
	⑦ 断薬
	⑧ 自殺念慮

（文献 6 より引用）

いが，このような情報提供も看護師ができる重要なケアである。

　多くの被災者は**表 11-4** の対応で落ち着くが，中にはこれらの方法を用いても安定化が困難で，精神科医療機関への搬送や主治医による診察が必要になる場合もある。被災直後は病院も混乱し，対応できる看護スタッフも少ない。そんな中でも，患者の状態悪化にいち早く気づき，必要な処置につなげることが大切である。そこで，主治医を含む精神科医の指示を仰ぐべき被災者の状態を**表 11-5** にまとめた。

　平成 25（2013）年 4 月，災害派遣精神医療チーム（Disaster Psychiatric Assistance Team：DPAT）が創設された[7]。このチームは災害派遣医療チーム（Disaster Medical Assistance Team：DMAT）の精神科版である。精神病院が被災し，病院機能を失う，あるいは入院患者の安全が確保できない，などの理由から被災県の災害対策本部からの依頼を受け，自衛隊や DMAT と連携しながら精神科病院の支援および精神科の患者搬送を行う。また，避難所の救護班，保健師チーム，DMAT などからの

表 11-6　災害時の支援チーム

	組織名	職種
DMAT	災害派遣医療チーム（Disaster Medical Assistance Team）	医師，看護師，業務調整員
JMAT	日本医師会災害医療チーム（Japan Medical Association Team）	医師，看護師，業務調整員
DPAT	災害派遣精神医療チーム（Disaster Psychiatric Assistance Team）	精神科医，看護師，業務調整員
DHEAT	災害時健康危機管理支援チーム（Disaster Health Emergency Assistance Team）	公衆衛生医師，保健師，管理栄養士
JRAT	大規模災害リハビリテーション支援チーム（Japan Rehabilitation Assistance Team）	作業療法士，理学療法士，言語聴覚士，等

（文献 7〜11 を参考に筆者作成）

要請があれば自宅から避難してきた精神疾患を抱える被災者に直接支援も行う。各 DPAT 隊は最低限の向精神薬も携帯しており，投薬が必要とされる事案にも対応できる。主治医が診療を再開した場合は，速やかに主治医を受診できるように支援するのも DPAT の役割の一つであり，その際は受診支援が DPAT の仕事となる。被災地では看護師だけでは対応できないことも多く，多職種や他チームとの連携も必要となる。そのためにも他チームの役割や特徴[8]-[11]を理解しておくことが大切だ。

（2）1カ月から中長期

　先の見えない避難所での生活は，焦りと疲れが増す。東日本大震災時，発災から1カ月弱の頃，兵庫県から派遣されたこころのケアチームとして仙台市内で活動していた際のことだ。避難所で巡回をしていた医療

チームより「自殺未遂の被災女性がいるので診て欲しい」との要請があった。入院も視野に入れる必要があるかもしれない，とチームで話し合いながら，現場に向かった。避難所にて医師と看護師が診察を行ったところ，以下のことがわかった。

　該当女性は主治医がいる精神科の患者で，睡眠薬を処方されていた。避難生活が長引き，疲れがたまる中，眠りたくて，処方されている薬を処方どおり服薬したが，眠りが訪れる気配はない。そこで，もう一錠，服薬をしたが，眠れない。眠れないため気持ちは焦る。悩んだ末，仕方なく，もう一錠…と服薬し続けた結果「大量服薬」することとなったことがわかった。ご本人は死にたいと思っていたわけではなく，ただ，眠りたかっただけだったのだ。そこで，眠られる環境を整備するために何ができるのかを被災者および避難所の保健師らと話し合い，できそうなことを試してもらうこととなった。ただ，避難所で安眠するのは簡単ではない。支援する際には，何が現実的なのかも踏まえて対策を考えなければならないだろう。この事例の教訓は，相手の話にじっくり耳を傾ける，ということだ。精神科の患者というだけで結論に飛びつくことなく，目の前の被災者が何に困っているのかに，耳を傾ける姿勢を持つことが看護師に求められるのだ。

　災害から数カ月が経過すると避難所での生活が終わり，仮設住宅へ引っ越す被災者も増える。避難所とは異なり，ドアを閉めるとプライバシーは保たれるようになる。反面，被災者の顔は見えなくなり，問題も扉の奥に隠れることになる。災害前からアルコールや薬物の問題を抱えている人は，その把握が難しくなる。基本的な対応は，現地の支援者，特に保健師らにつなぐことである。また，ひきこもり傾向にあった住民が，急性期や避難所にいる間，炊き出しやボランティアに参加し，活動的になることもある。しかし，これらの変化は持続せず，時間経過と共

に元の状態に戻ることも多いようだ。

（3）精神科治療を必要とする人の災害への備え

（a）お薬手帳（薬の説明書）や障害者手帳の持ち出し準備

　断薬は状態を悪化させる。継続的に服薬できるようにするために，処方されている薬の種類と量がわかるお薬手帳や薬の説明書，あるいは薬を写真に取り携帯電話に保存しておく。また，障害者手帳はすぐわかる場所に保管しておく。

（b）非常持ち出し袋の準備

　気持ちを落ち着かせることができるもの（食べ物，毛布，音楽，本，おもちゃなど），周囲の音や人が気になる場合，耳栓やアイマスク，コミュニケーションを補助する道具（絵や写真などを使ったカードなど）。

（c）避難所，避難ルートと緊急連絡先の確認

　被災した際，どの避難所に，どのルートで避難すれば安全なのか，誰にどのような手段で連絡するのかを家族や主治医らと確認・共有しておく。

（d）被災時の対応

　災害で状態が悪化（強い不安，幻覚，妄想など）した際の具体的な対応を主治医に相談し，その内容をメモし，避難所などで支援者に見せるように伝えておく。

（e）ヘルプカードの準備

　ヘルプカードとは，精神疾患をはじめ，障害を持つ人が災害時や緊急時に支援を求めやすくするために作成されたカードである。全都道府県で配布されているわけではないが，緊急連絡先や配慮が必要な点などが書き込めるようになっている。

引用文献

1) 国立成育医療研究センターこころの診療部：こころとからだのケア～こころが
傷ついたときのために～第2版，2016.
http://www.j-hits.org/child/pdf/1_1kokorotokarada.pdf#zoom=100（2018年
11月29日アクセス）

2) 兵庫県こころのケアセンター：サイコロジカル・ファーストエイド実施の手引
き　第2版（日本語版），2009.
http://www.j-hits.org/psychological/pdf/pfa_complete.pdf#zoom=100
（2018年12月27日アクセス）

3) 熊本県精神保健福祉センター：くまモンと，前へ　災害後のこころのケアにつ
いて，2016.
https://www.pref.kumamoto.jp/common/UploadFileOutput.ashx?c_
id=3&id=16193&sub_id=1&flid=72148（2018年12月28日アクセス）

4) 兵庫県立大学看護学研究科21世紀COEプログラム：精神障害者に対する心の
ケア.
http://www.coe-cnas.jp/group_psyc/manual/manual02/05.html（2018年11
月15日アクセス）

5) 日本精神保健看護学会：精神科病院で働く看護師のための災害時ケアハンド
ブック，2015.
http://www.japmhn.jp/doc/carehandbook.pdf（2018年11月15日アクセス）

6) ストレス・災害時こころの情報支援センター：災害時地域精神保健医療活動ロー
ドマップ.
https://saigai-kokoro.ncnp.go.jp/document/medical_personnel07.html（2018
年11月16日アクセス）

7) DPAT事務局. https://www.dpat.jp/（2018年12月28日アクセス）

8) DMAT事務局. http://www.dmat.jp/（2018年12月28日アクセス）

9) 日本医師会：東日本大震災におけるJMAT活動について（2011年7月27日開
催）.
https://www.mhlw.go.jp/stf/shingi/2r9852000001khc1-att/2r9852000001khkq.
pdf（2018年12月28日アクセス）

10) 厚生労働省：災害時健康危機管理支援チームについて　DHEAT とは？.
https://www.mhlw.go.jp/file/05-Shingikai-10901000-Kenkoukyoku-Soumuka/
0000131931.pdf（2018 年 12 月 28 日アクセス）

11) 大規模災害リハビリテーション支援関連団体協議会ホームページ．https://
www.jrat.jp/（2018 年 12 月 28 日アクセス）

参考文献

・日本小児心身医学会：災害時の子どものメンタルヘルス対応のために．
http://www.jisinsin.jp/documents/mentalhealth.pdf（2018 年 11 月 15 日アクセ
ス）

・国立成育医療研究センター：子どものメンタルヘルスリスク　軽減のための災害
マネージメント（専門家向け）
https://www.ncchd.go.jp/kokoro/disaster/to_mentalhealth.pdf（2018 年 11 月 15
日アクセス）

12 │ グローバルヘルスと看護①
多様な背景をもつ対象者への
多様な看護を考える

駒形朋子

《目標＆ポイント》
(1) グローバル社会とは何か，そこで必要となる看護が何かを考える。
(2) 多様な背景をもつ対象者への看護，文化を越えた看護の考え方を理解し，実践への生かし方を考える。

《キーワード》 グローバルヘルス，多様性，文化を越えた看護，文化ケア

1. グローバルヘルス：世界の人々の健康を考える

　本章では，世界のすべての人の願いであり権利である「健康」な状態をすべての人が実現するために，我々看護職は何が，どのようにできるのかを考えたい。

　世界の国や地域で現れる健康問題は，その時代や自然・社会環境によって異なるが，どの時代のどのような社会においても病気に対する癒しの方法があり，医療とともに看護は世界中のどの場所でも何らかの形で行われてきた[1]。ケアのニーズや方法は，それぞれの時代，地域，生活環境や習慣によって異なり，看護の形も役割も世界各地で多様な発展を遂げている。これらを比較検討し，国や地域による看護のバリエーションを学ぶことも興味深い。しかし本章は，世界のすべての人々が健康（その人が，身体的・精神的・社会的に健やかであると感じられる状態）であ

るために，我々看護職はどのように貢献していけるのか，貢献するためには何を知り，理解し，実践すればよいのか，共に考え発展させていく機会としたい。

（1）「国際」とはどういうことか

　まず，国際看護とは何か，その基盤である国際とは，国際的であるとはどういうことかを考えるところから始めたい。

　国際看護とは何かを考えるにあたり，まず頭の中から「国際」という枠を外してほしい。その理由は大きく2つある。

　1つ目の理由は，現代社会において国際的であることは特別ではなく，すでに世界はあなたの身近にあり，あなたは国際的な環境で生活しているからである。今，あなたの周りを見回してみよう。コンピュータ，文房具，書籍，あるいはコーヒーやお菓子を手にしながら勉強しているかもしれない。その中に，完全に日本国内だけで持続的な生産や供給が可能なものはあるだろうか。おそらくない。手にした完成品は日本製でも，その部品の一部は海外で生産されているだろう。あるいはその「モノ」自体の生産は国内で可能でも，あなたの手元に届くまでには物流システムが必要であり，そのための燃料はほぼ輸入に頼っている。このように，原材料から消費者が使用するまでのプロセスに国際的な要素を含まないものは，ほとんどない。すなわち，現代に生きる人々はすでに誰もが国際社会の中で，国際化を実践しており，それはすでに特別なことではないのだ。もはや「国際」という言葉や概念すら，古いのかもしれない。

　2つ目の理由は，特に看護においては，国際か国内かよりも重要な価値観があるからである。看護にはさまざまな定義があるが，国際看護師協会（International Council of Nurses；ICN）は「看護とは，あらゆる場であらゆる年代の個人および家族，集団，コミュニティを対象に，対象

がどのような健康状態であっても，独自にまたは他と協働して行われる
ケアの総体である」と定義している[2]。すなわち，看護の目指すものは対
象者に合った適切なケアであり，国際か国内かではなく，「その人に合っ
た看護かどうか」である。現代社会の人々の生活は複雑化，多様化して
おり，個人の生活習慣をはじめ健康・病気に対する考え方や対応，また
対象者を取り巻く家族の有無や関係など，自由でさまざまである。日本
人の対象者であっても提供する看護は当然一律ではなく，その人の情報
を収集・分析し，関係する多職種のスタッフや家族で多面的に検討して，
その人に合ったケアを提供するのが通常である。対象者が外国人であっ
ても，あるいは自分が外国で臨床看護を実践する場合でも，その基本姿
勢は変わらない。「国際」という枠で切り分けるのではなく，対象者に対
し適切なケアを提供するという看護の本質を，どこでも，どのような場
面でも実践することが重要であると考える。

　「国際」は特別なことではなく，「国際看護」は，日々実践されている
日常の臨床看護の延長上にある。健康と病気の確実な知識に裏打ちされ
た，丁寧で誠実な看護を実践している日本の看護職は，世界のどのよう
な場面・対象者にも質の高い看護を提供できる能力と可能性にあふれて
いるといえる。

（2）国際看護に必要な資質や能力とは何か

　筆者はしばしば「国際看護に必要な資質や能力は何か」と尋ねられる
が，まず何より看護に関する基本的な知識と標準的な技術をもち，日本
の臨床現場で一人前に仕事のできる看護師であること，それが何よりの
強みであり必要条件であると考えている。近年，語学力，特に英語力向
上に対する注目が高まり，国際看護イコール英語のようにいわれがちだ
が，そう単純な構図ではない。当然ながら英語ができれば看護ができる

わけではなく，対象者に適切な看護を提供するためにはまず十分な看護の知識や技術があり，看護の展開にあたって相手の文化や習慣を理解する必要があると気づく力があってこそ，理解するための言語を生かすことができる。世界の言語別人口を見ると，英語を話す人口は世界で2番目に多い51,400万人であることから[3]，英語が話せれば初期のコミュニケーションが成立する可能性は高く話せるほうが便利ではある。しかし実際海外，特に開発途上国に出向いてみると，一部の教育を受けた人を除いて英語がほとんど，あるいは全く通じない国や地域は少なくない。看護にはコミュニケーションが不可欠であり，言葉が話せることは重要ではあるが，最優先ではない。話せることそれ自体ではなく何のために何を伝えるか。それによって何ができるかがより重要なのである。

　日本国内においても，社会が大きく変動するなか人々の生活様式や考え方がますます複雑化・多様化し，それに合わせた看護の姿勢が常に求められるようになるだろう。経済の視点では「失われた20年」などといわれ動きのない時代のように感じられるが，社会構造の観点からみれば日本は激動の渦中にある。今やだれもが知っているように，わが国の人口構造は大きく変化し，高齢化率27.7%[4]という世界のどの国・地域も経験したことのない超高齢社会に直面している。安定した右肩上がりの高度成長期（1955〜1973年）は40年以上前に終わったが，社会保障をはじめ現代日本社会の基盤を支えるさまざまな仕組みは，その当時，1960年代前後に作られたものが多い。それらは急激な社会の変化によって現状との乖離が生じ始め，社会全体で大規模なリフォームが行われている。このような激動の中で，日本人の生活の背景—家族構成や家族間の関係，衣食住などの生活習慣や文化，働き方に対する意識と働き方そのものの変化，さらに健康や病気に対する考え方や対応などもますます多様化している。すなわち，国内にも自分の知らない予測不能な異文化がどんど

ん生じるということであり，適切な看護を提供するためには常に異文化対応の考え方や感覚が必要となる。

　それに加えて，継続的なグローバル化関連政策の推進により，今後さらに多方面における海外との交流はますます活発化するだろう。外国人観光客や留学生の増加はもちろん，入国管理法改正（2019年）によって外国人労働者受け入れも拡大し，日本に長期滞在する外国人も増加するだろう。よって，日本人・外国人を問わず看護師が自分とは異なる文化的背景をもつ対象者に出会うケースは確実に増加する。しかし，前述のとおり基本はその対象者に合った看護を提供することである。この状況を大変，ではなく「対象者の背景が急速かつ急激に多様化する」ととらえ，看護実践にも転機が来たと考えてほしい。

　健康はすべての人々の願いであり権利である。それを支え，実現するのが看護の役割である。そして，国際看護も「その人に合った看護を提供する」ということに包含されており，特別なことではない。看護はこれまでも，時代や社会の変化に適応して発展してきた。現代も，看護がさらに発展，躍動する時であり，同時に真価が試される時でもあるのではないだろうか。

2. 異なる文化的背景をもつ対象者への看護：考え方と実践方法

（1）異なる文化的背景をもつ対象者への適切な看護とは

　すでに日常の看護で実践されているとはいえ，対象者が自分のよく知る社会・文化的背景に属する人ではない場合，適切なケアを判断することが容易ではないのは事実だ。これも国際か国内かということではない。日本人同士でも，例えば，都市部の核家族で育ってきた看護師には，地方の高齢者の日常生活における「ちょっとした困難」，使いやすく安全な

ものの配置（例：湯のみ茶碗をどこに置いたら手が届きやすくひっくり返さずにすむのか）や，必要十分な日常生活支援の判断なども，予測はむずかしく必ずしもスムーズではないだろう。また，どれほど熱心に退院指導をしても禁忌事項が守れず再入院する患者対応に，頭を抱えた経験のある看護師も少なくないだろう。極端にいえば自分自身以外はすべて「異文化」であり，予想外の行動，またその理由が理解できないのは不思議なことではない。そして，考え方や価値観，行動の違いは，あくまで相違でしかなく優劣ではない。例えば赤と青は違うだけでどちらが優れているというわけではないように，どちらがより正しいとか，より重要といった判断はできないのである。しかし，社会で共生するには一定のルールを守る必要があり，また何かを共に進める（看護の場合はその人が健康な状態になるようにすること）際には，相互に考えや価値観を尊重しながら，完全合意に至らないまでも折り合いをつけることは必要である。

　価値観は，対象者が生まれ育った自然環境や文化的背景を含む社会全体から影響を受けるため，その人の背景にある「環境」を理解することは不可欠である。フロレンス・ナイティンゲールは，看護において対象者を取り巻く環境を整えることに着目し，換気や保温，寝具や衣服・住環境の衛生，食事，身体の清潔，そして観察を看護に必要な知識や技術として「Notes on Nursing（看護覚え書）」に著している。ナイティンゲールの時代から約150年を経た現代でも，これらは同じように重要な視点であり，看護実践に生かされている。しかし当時と大きく異なるのは，対象者の背景の多様さである。19世紀後半（日本では明治時代初期）と比較し，人々の日常生活における選択肢は激増し，国や地域を越えた移動も珍しくなくなり，対象者の背景には多様化・複雑化が著しい。すなわち，常にその人にとっての快適な環境がどのようなものかを理解しな

ければ，適切な看護実践は難しいのである。

（2）文化を越えた看護と文化ケア

　異なる文化の対象者に出会ったとき，対象者を理解するための着目点について明確かつ学問的に示したのが，文化を超えた看護（Transcultural Nursing）と文化的に違和感のないケア（文化ケア）の考え方を展開したマデリン・M・レイニンガー博士である。レイニンガー博士は，アメリカの病院での多様な文化的背景をもった患者に対する臨床看護経験からケアのニーズが文化的背景によって異なり，文化に基づく看護の知識と技術なしには，治療に役立つ有意義な質的ケアはできないという考えのもとに，文化ケア理論を構築した。日常の臨床現場で，患者さんからしばしば聞かれる「いつも飲んでいる薬草茶を飲みたい」「入浴や着替えは○時にしたい」といった一見ささいだが対象者の安寧や安楽に大きく影響する事象に，看護の現場ではしばしば直面するのではないだろうか。このような生活習慣に即した希望は，すべてその人の文化的背景・要素に起因している。レイニンガー博士は，看護を「人道主義的，科学的な職業または学問で，人間ケア現象や行動に焦点を当て，その文化において意義があり有益である思われる様式で，個人または集団が良好な状態（または健康）を取り戻し維持できるように，援助し，支持し，力を育成し発揮させることをいう」と定義した。国内であっても人々の日常生活が非常に多様化している現在，このような考え方がこれからの看護の指針となるのではないだろうか。

　またレイニンガー博士は，「文化ケアの多様性と普遍性」理論をサンライズモデルとして描出している[5]。サンライズモデルでは，ケアと健康に影響する要因として，科学的要因，宗教的・哲学的要因，親族的・社会的要因，文化的要因（価値，信念，生活様式），政治的・法的要因，経

192

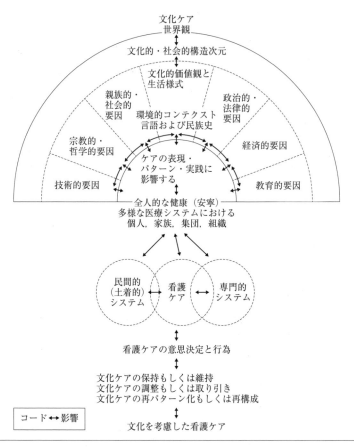

図 12-1 レイニンガーのサンライズモデル
（文献5より引用，一部改変）

済的要因，教育的要因をあげている（**図 12-1**）。しかし，これらはあくま
で文化的価値観を構成する要因であり，チェックリストのように用いら
れるべきものではない。また，すべての対象者にこれらが常に均等にあ
るわけではなく，その人によってそれぞれの要因の重みや占める割合は

異なる。人間の文化的価値観がどのような要因で成り立ち，何がどのように異なるのか，どうすれば対象者にとって快適，安全なのかを考える視点として参考にしていただきたい。

（3）異文化における看護の事例―パキスタンでの経験から

　国内の臨床現場での異文化に直面する経験は，多くの看護師が経験していると思われる。ここでは，筆者自身の異文化の社会での看護師としての体験を事例として説明したい。

　筆者は，病棟と手術室での臨床看護を計4年経験した後，卒後5年目から2年間青年海外協力隊〔日本政府の政府開発援助（ODA）予算により，国際協力機構（JICA）が実施する事業の一つ。第14章にて詳述する〕に参加した。筆者は看護師隊員として，パキスタン・イスラム共和国の首都イスラマバードにある，国立障害者病院（National Institute for Handicapped）の手術室に配属となった。筆者はその病院（30床程度）で唯一の外国人であり，スタッフも患者もほぼ全員がパキスタン人であった。筆者は現地語であるウルドゥー語ではなく英語の訓練のみでの渡航だったが，医師や一部の看護師を除き英語を話す人はいなかった。言葉も習慣もおぼつかないなか，看護師寮でのパキスタン人看護師たちとの生活が始まった。

a）看護師の心得―患者さんへの接し方

　配属初日，それはまさに異文化と遭遇した日であった。パキスタンの人々は概してとても親切で人なつこく，言葉も話せず（看護師寮では女性同士，看護師同士の話がつきず，3カ月ほどで言葉の問題は解消した）何も知らない日本人をもあたたかく迎え入れ，行く先々でパキスタンのミルクティーでもてなしてくれた。しかし院内の案内のあと看護師長が真顔で「男性の患者さんには親切にしてはだめよ。笑顔をみせたり，声

をかけたり，触れたりしては絶対だめ。優しくしたら，うちの嫁にって帰りに待ち伏せされて誘拐されるわよ」と筆者に注意した。看護師なのに患者に優しくしない，笑顔をみせない？　誘拐？　筆者は混乱し，その時はまったく理解も信じることもできなかった。

　パキスタン・イスラム共和国は，その名のとおりイスラムを国教として国民の多くがイスラーム教徒（ムスリム）の国である。日本人にはイメージしにくいが，生活の基盤にイスラム教があり，人々はイスラーム教の規範にのっとって生活している。その拠りどころとなるのが聖典クルアーン（コーラン）である。その中には衣装や身なりに触れた章句がいくつかあるが，女性については「外部に出ている部分はしかたがないが，そのほかの美しいところは人に見せぬよう，胸にはおおいをかぶせるよう」「人前に出るときは必ず長衣で（頭から足まで）すっぽり体を包み込んでいくよう申しつけよ」などと示されている[6]。同僚の女性医師によると，「ムスリム女性の理想の生き方は自宅の敷地内から出ずに暮らすこと」だという。生活の中では，通常自分の家族・親戚以外の男性には顔をみせないし，目も合わせない。もちろん会話もなく，笑顔をみせることなどあり得ない。日本人の看護師である筆者にとっては，患者に声をかけたり手を取ったり背中をさすったりしない，というのは非常に違和感が強かったが，パキスタン人（男性患者本人も，その家族の女性にとっても）にとってそれはむしろ不快あるいは失礼，場合によっては侮辱に相当するのである。驚きではあったが，看護師長の私に対する異文化対応は見事だった。ちなみに，男性患者のケアは男性の看護助手が看護師の指示のもと行っており，決して男性がケアを受けられないわけではない。

　市街地のモスクでの無料診療所を手伝いに行った際には，男性医師の診察を受けない女性たちに出会った。ブルカ（全身を覆う，目の部分だ

けがメッシュになったガウン）を着用した女性数名が連れ立って来院し
たが，ブルカのため，誰が患者なのかわからず，顔色すら観察すること
もできなかった。医師が男性と知ると診察室には入ろうとせず，年長ら
しき女性が筆者を介して言葉のみで医師の診察を受け，処方箋をもって
帰って行った。日本人の医師ならそうはいかないだろうが，パキスタン
人医師には珍しくもないことなのか，淡々と対応していたのが非常に印
象的であった。

　渡航当初，筆者にはさまざまなことが女性差別のように感じられてい
た。しかしパキスタンの社会でパキスタンの人々と生活するうちに，そ
れは差別とも異なる，人々が大切にしている価値観であり尊重すべきこ
ととして理解できるようになった。例えば，女性は通常混雑した市場に
日々の買い物に行かないし（通常家族の男性が行く。衣服など女性の判
断を要する場合は，男性と共に出かけることもある），市役所での手続き
など長蛇の列に並んだり窓口で交渉したりもしない。多くの日本人女性
ならそれを不自由に感じるだろうが，パキスタンの男性は「女性にそん
なことはさせられない」といい，女性は「日本ではそんなことも女性が
しなくてはならないなんて，ひどいわね」という。人間関係，特に家族
や親戚といった血縁の関わりが非常に深いパキスタンでは，女性はいろ
いろな面で保護され，そのネットワークの中にいる限り非常に安全であ
る。女性は女性同士，男性の目のない住居の奥のほうに集まり，お茶を
飲みながら今日の出来事を詳細に情報交換し，楽しんでいる姿もしばし
ば見かけた。このため，電話やインターネットがない場所でも情報伝達
は非常に速く正確であった。「絆」や「家族」の大切さは当然で，ことさ
らに口に出したり強調したりする必要もない。もちろん，女性が外出の
制限のために教育の機会を失ったり，受診が遅れて生命を落としてし
まったりといった，検討すべき現状はある。その課題にアプローチする

には，そんなことは間違っていると相手を否定するのではなく，自分の
ものとはまったく異なる価値観があると認識し，優劣ではなく相違のあ
る中でどうするかを考えるのでなければ，解決には至らない。例えば，
イスラーム教の国や地域に緊急援助などで派遣された場合，日本人医療
従事者ならまずは救出，救命を考える。しかし，男性医療従事者がムス
リムの女性傷病者に対して日本でするように診察や治療をしたら，その
女性は生命をとりとめても尊厳を失い，その社会で生きていくことがで
きなくなる。日本でイスラーム教徒女性に治療やケアを実施する際も同
様で，できる限り女性が担当する，できない場合は本人と家族に十分説
明するなどの配慮が欠かせないだろう。このように，対象者の多様性に
対する知識や認識を持ち，対象者に合った看護を提供することこそ，「国
際看護」ではないだろうか。

b）パキスタンにおける看護師の役割と業務

　日本においては，看護師は看護師養成機関で一定の教育を受けた上，
国家試験合格によって免許を取得する。看護師の業務は大きく療養上の
世話と診療の補助である。しかし，世界では日本の保健師助産師看護師
法（昭和23年7月30日法律第203号）に相当する，看護師の資格や免
許，業務を定めた法律のない国も少なくない。

　パキスタンの臨床現場においては，看護師の業務はほぼ「診療の補助」
である。食事介助や清潔や排せつの支援を含めた「療養上の世話」は，
すべて家族が行う。一人で入院している患者はおらず，必ず身の回りの
世話をする家族や親戚が泊まり込みで付き添っている（付き添い者が複
数いることが，病院の混雑の一因でもある）。重症患者の場合は看護師が
家族と一緒に更衣などを行う場合もあるが，多くは指示のみで実際に患
者に触れるのは家族であった。これも当初は強い違和感をもったことの
ひとつだった。しかしこの国では，看護師は医療の専門職であり，日常

生活の世話は業務の範疇ではないのである。私たちが常とするケアの視点で考えると，患者に触れることもなく指示と観察，点滴の交換や与薬だけの看護に強い違和感をもつ日本人看護師は筆者に限らないだろう。しかしパキスタンの看護師にとってはそれが役割・通常業務であり，患者側も家族以外の他人に身の回りの世話をされることにむしろ違和感や不快感が生じるのである。「看護（ケア）はそういうものではない」と主張することもできよう。しかし，患者が不快に感じるならば，それは適切なケアではない。看護の定義はおおむね同じでも，実践における現れ方は，対象者の背景―属する社会や文化，習慣によって大きく異なる。

c）快適な環境とは―その人の生活の背景にあるもの

　ナイティンゲールが「新鮮な空気，光，暖かさ，静かさ，あるいは清潔さ」の不足が健康を損なう原因であるとし，療養環境を整えることを重要視したとおり，現代の看護においても環境整備は重要であり，常に留意していることである。しかし，整えるべき望ましい環境は，対象者と看護を提供する場所によって大きく異なる。

　例えば，快適な住環境を考えてみよう。よい天気といえば，多くの日本人は快晴の青空をイメージするだろう。しかし，パキスタンでのよい天気とはくもりや雨である。特に夏場は，人々は晴れた日をよい天気と感じない。夏季には気温が50℃近い日々が長く続くパキスタンの暑い地域では，日ざしがなく涼しい天気こそがよい天気なのである。筆者の病院配属初日は雨だったのだが，看護部長は「神があなたの到着を祝福して雨を降らせてくれた」と非常に喜んでいた。

　青年海外協力隊での2年間派遣終了後，筆者は大学院での研究テーマにパキスタンの農村女性の生活習慣と健康を選び，パンジャーブ地方の小さな村に村長の娘として約6ヵ月滞在した。この村では，裕福な世帯は北側の丘の上の日が当たらず風通しも悪い場所に家を構え，南向きの

斜面には貧しい家々が立ち並んでいた。住居をみると，壁は日干しレンガやコンクリート造りで厚く，窓は小さく日本の雨戸のような木製の戸で閉めてあることが多い。住居内には光も風も入らないように造られているのである。乾燥して暑い季節の長いこの地域では，北向きで日当たりも風通しも悪いことが，快適な住居の条件だった。また，レンガの住居は密閉性が低く，朝，掃除をして窓を閉めておいても，夕方には砂ぼこりが積もる。掃除機もモップもないが，女性たちは毎日朝晩，この地域独特の柄のないほうきで隅から隅まで掃き，それに大きな雑巾を巻きつけて拭くのである。住民，特に女性は非常に住居の衛生に敏感だったが，それは単に衛生を保つためだけの行動ではなかった。イスラームにおいて，預言者ムハンマドが神の言葉をどのように解釈し実践したかを記録したハディースには，「清潔にしていれば宗教の半分は成就したようなものである」と記されている[6]。清潔であることは，イスラーム教徒として正しい行いと考えられるため，住居の内外や衣服，また規範を守ることで「行動」をクリーンにしておくことには大きな意味がある。

このように，目に見え感じることのできるものですらとらえ方は異なり，実践方法だけではなくその意味までが異なる。

3. これからの「国際看護」
―私たちはどんな看護をするのか

本章では，自分とは異なる背景をもつ対象者への看護についての考え方と，筆者の経験した具体的な事例について述べた。グローバル化が進み，対象も多様化するグローバル社会の看護師に重要なのは，特別なことではなく看護本来の視点である「対象に合った看護を提供すること」である。さまざまな文化や習慣，考え方や価値観の相違を決して優劣ではなくただ「違い」としてとらえ，尊重しながら適切な看護を提供する，

多様性に対する柔軟性こそが今後ますます重要な視点であると考える。

　そのような看護実践のために必要な知識や指標について，13 章で述べたい。

引用文献

1）大木昌・病と癒しの文化史—東南アジアの医療と世界観．山川出版社，2002．

2）International Council of Nurses：Nursing Definition.
　https://www.icn.ch/nursing-policy/nursing-definitions（2019 年 1 月 15 日アクセス）

3）文部科学省：世界の言語別使用人口．
　http://www.mext.go.jp/b_menu/shingi/chukyo/chukyo3/015/siryo/attach/1400976.htm（2019 年 1 月 15 日アクセス）

4）内閣府：平成 30 年版高齢社会白書．2018．
　https://www8.cao.go.jp/kourei/whitepaper/w-2018/zenbun/30pdf_index.html（2019 年 1 月 15 日アクセス）

5）Leininger M：Leininger's Sunrise Enabler to Discover Culture Care
　http://www.madeleine-leininger.com/cc/sunrise.pdf（2019 年 12 月 4 日アクセス）

6）大塚和夫：岩波イスラーム辞典．岩波書店，2002．

参考文献

・池田光穂：看護人類学入門．文化書房博文社，2010．
・クロード・レヴィ＝ストロース著，大橋保夫訳：野生の思考．みすず書房，1976．
・佐藤郁哉：フィールドワーク—書を持って街へ出よう（増訂版）．新曜社，2006．
・ジーン・ワトソン著，筒井真優美監訳：看護におけるケアリングの研究　手がかりとしての測定用具．日本看護協会出版会，2003．
・島崎謙治：日本の医療—制度と政策．東京大学出版会，2011．
・フロレンス・ナイティンゲール著，小玉香津子，尾田葉子訳：看護覚え書き—本当

の看護とそうでない看護．日本看護協会出版会，2004．
・宮本常一：忘れられた日本人．岩波書店，1984．
・宮本常一：女の民俗誌．岩波書店，2001．
・井筒俊彦訳：コーラン上・中・下．岩波書店，1957-1958．
・ブハーリー著，牧野信也訳：ハディース—イスラーム伝承集成〈1〉～〈6〉．中央公論新社，2001．
・井筒俊彦：イスラーム文化—その根底にあるもの．岩波書店，1991．

13 | グローバルヘルスと看護②
世界の健康課題とその背景

駒形朋子

《**目標＆ポイント**》
(1) 世界の健康課題とそれらを示す指標を理解し，看護への生かし方を考える。
(2) 健康課題が生じる背景を理解し，広い視野で国際看護を考える。
《**キーワード**》 生活の背景，健康課題，健康指標

　本章では，多様な対象者それぞれに適した看護を提供するために，何をどのようにして学び理解しておく必要があるのかを考える。ここでは，対象者が日本とは異なる社会文化的背景や習慣をもつ人の場合，また自分がそのような場所に赴いて看護をする場合を想定する。

　看護実践や調査研究などのために海外のフィールドを訪問し滞在する場合，何を知るべきか。それは，恋人の実家を訪ねるときに似ている。その場合自分がどうするか想像してほしい。事前情報をていねいに集めるのではないだろうか。たとえば家族構成（家族の年齢や背景，健康状態など），訪問先の地理情報，交通手段はもちろん，話題づくりに備えて地域特性（自然環境，地域の歴史や成り立ち，伝統的行事などの文化的習慣，住民の特徴，主要産物など）も調べるだろう。生活パターンから何時ごろの訪問がよいか，どのような服装が適しているか，喜ばれる手土産（相手はどのようなものが好き・嫌いか，健康上の問題がないか，量はどの程度必要か）も考えるだろうし，当日相手の家族の前で居眠り

などしないよう，体調を整えていくだろう。

　対象者が日本とは異なる社会文化的背景や習慣をもつ人の場合も，自分が海外などで看護を提供する場合でも，知るべきことは恋人の実家訪問時と同様である。現地に行き，あるいは対象者に会ってみなくてはわかり得ないことも多いが，現代では幸い事前に収集できる情報も非常に多い。「行ってみたら全然違う！」と驚く場合もあるが，原則は相手に適切な看護を提供するために必要な情報を可能な限り最大限収集する，ということであり，通常の臨床看護と大きな差異はない。

1. 人を知る

　対象者のいわゆる「人となり」の理解には時間がかかるが，客観的指標は容易に入手することができる。

（1）国や地域

　対象者の，または自分が活動する国や地域，そこに暮らす人々の所属する民族は，まず不可欠な情報である。これらによって，使用言語や宗教が類推される。

　経済社会開発や国際の平和と安全を促進する上で中心的役割を果たす「国際法」において[1)]，「国家」として認められるための資格要件として，「国の権利および義務に関する条約（モンテビデオ条約, 1933）」には「a. 永続的住民，b. 明確な領土，c. 政府および他国と関係を取り結ぶ能力を備えなくてはならない」と定められている。この条約はアメリカと中南米諸国間で締結された地域的条約だが，ここに規定された国家の条件については広く一般に適用されている[2)]。2019 年 1 月現在，世界で日本が承認している国は 195 カ国であり，そのうち 193 カ国が国連に加盟している。日本が承認している国のうち，バチカン市国，コソボ共和国，

クック諸島およびニウエは国連未加盟である。日本が承認していない北朝鮮は国連に加盟している[3]。また，世界には主権国家として宣言しているが，国際的に承認されていない「国」も 20 以上存在し（台湾，パレスチナ国，チェチェン共和国，クルド人自治区など），未承認国家（または非承認国家）と呼ばれている[4]。海外での保健医療活動においては政治的に中立の立場をとる場合が多いが，対象者の国家や民族といった帰属については，対象者の心身の安寧の視点で，配慮を要する。

　一見，保健医療の専門家である私たちと国家の問題は，関わりが薄いように感じられるかもしれない。しかしこの問題はしばしば周辺を巻き込んだ紛争やテロリズムの発端ともなり，世界のだれもが関わらざるを得ない，グローバル社会における非常に重要な要素である。グローバル社会で活動する上で不可欠な素養といっても過言ではない。海外で活動する場合には，国家の状況は活動内容や質にはもちろん，活動中の安全にも大きく影響する。国家や民族について深く理解するにはその国や地域の成り立ちや歴史を学ぶ必要がある。対象者の背景の重要な一部として，保健指標や健康課題だけではなく，それぞれが関わる国や地域，そこに暮らす人々について，ていねいな情報収集を期待する。

（2）言語

　言語も，対象を理解するためには非常に重要な要素である。それは，単にコミュニケーションの手段にとどまらず，人々の思考や文化を反映しているためである。「言語は二つの顔をもつ」とドイッチャーは述べる[5]。一つは，言語を共通にする共同体がコミュニケーションを成立させるために合意した慣習の体系であり，もう一つは話してそれぞれが自身の中に取り込んできた知識の体系である。この二つが密接に対応していなくてはならない[5]。また，公共空間（社会）の形成は，行政，教育，

メディアで用いられる言語なくしては考えられない[6]。また他方で，国家や民族とは異なり，言語的多様性は必ずしも紛争の原因とはならないし，逆に言語的均質性が平和をもたらすわけでもない[6]。主に異なる言語を用いる複数の民族で構成される国や地域（多民族国家）では，行政や教育等公式な場で使用する「公用語」が定められている。複数の言語圏や文化圏に広がる国や地域の場合は，公用語も複数もつ場合もある（多言語国家）。私たちは，公用語と聞くとその国のだれもが話せる言葉のように感じるが，実際はそうとも限らない。公用語は，通常家庭で使用される言語とは異なるので，学ばなくては使えるようにはならない。すなわち，教育を受けた人しか話せないということである。日本では，規定されていないがほとんどの国民にとって母語である日本語が公用語であり，識字率〔国際連合教育科学文化機関（UNESCO）が「15 歳以上の人口に対する，日常生活の簡単な内容についての読み書きができる人口の割合」と定義している〕も 99％以上と推定されている。一方開発途上国では，小学校の就学率も識字率もいまだ低い国も少なくなく，自分の母語は話せても公用語を学ぶ機会にアクセスできない人は多い。また学んだとしても，定義のとおり簡単なことが話せる程度である場合も多く（会話力のレベルという点では日本人の英語をイメージしていただければよい），12 章で説明した「英語ができれば世界のどこでも仕事ができるというわけではない」ということにも通じる。質のよい教育へのアクセスはグローバル社会全体で解決すべき課題としてとらえられており，「Sustainable Development Goals（SDGs；持続可能な目標）」の第 4 の目標にも掲げられている。詳細は 14 章で述べる。

（3）宗教

宗教は，すでに広く知られているとおり基本的人権として尊重するこ

とが原則であり，対象を理解する上で，また看護を提供するにあたって繊細な配慮を要する要素である。世界には三大宗教といわれるキリスト教，イスラーム教，仏教をはじめさまざまな宗教があるが，それぞれの宗教でさまざまな信念や行動規範，行事などが定められている。日本人にはイメージしにくいが，それらにのっとって生活することが義務かつ願いであり，それが守れないことは心身の安寧に大きな影響を及ぼす。例えばイスラーム教徒の場合，よく知られるとおり1日5回，決まった時間に決まった手順で祈りをささげる。その都度モスクに行くことは難しい場合も多いため，専用の礼拝マットを敷き，メッカ（サウジアラビア）の方角に向かって祈るのである。祈りの前には必ず手足などを水で洗い清めるプロセスもあるため，人によるが1回の祈りには15～20分程度かかる。これは，業務時間内でも仕事の手を止めて最優先で行われる。イスラム圏で現地の人々と仕事をする際には，このことを理解しておく必要がある。また，日本でイスラーム教徒を看護する場合や共に働く場合も，礼拝のための時間やその場所の確保など，十分な配慮が必要である。もちろん，いずれの場合でもさまざまな現実的事情から，完全な実現が不可能な点もあるだろう。その場合は，相互に相手の価値観を尊重しながらの合意形成，折り合いをつけることが求められる。

2.　健康状態を知る

　対象者の現在の健康状態を知るうえで，必要な情報とは何だろうか。欠かせないものの一つに，既往歴があるだろう。海外での活動に出向く場合，対象者が特定の個人であることは少ないので，対象となる集団＝その国や地域で課題となっている疾患やその背景を知っておくことが重要となる。特に開発途上国では国や地域よりも小さな単位（省や県など）での詳細な統計データへのアクセスが難しいが，国レベルのデータは国

際機関等が収集・発表している場合が多く，ウェブで容易に情報を入手
できる。

　国レベルの健康状態を考えるとき，参考となる指標としては死因や有
病率，平均余命などのほか，周産期死亡や5歳未満児死亡といった国内
ではあまり見かけない指標もある。ただちに死に至る疾患だけではなく，
症状や後遺症による日常生活への負担が大きく，働いたり学校に行った
りできないなどの問題が生じる疾患も，特に医療資源が乏しい状況にあ
り，経済的にも豊かではない開発途上国の人々にとっては，大きな健康
課題である。ここでは，対象者の健康状態を知るための指標や考え方に
ついて述べる。

（1）世界の死因

　受講者は，おそらく日本の死因についてはよくご存じだろう。ここで
は，世界全体での死因，すなわち世界では人々はどのような原因で死亡
しているのかを考えてみたい。

　WHO（世界保健機構）が発表した2016年の世界全体の死因上位10
を示したのが，**図13-1**である。わが国の死因とは，やや様相が異なる。

　しかし，各国の自然環境はもちろん社会や経済の状況が大きく異なり，
それが死因にも影響していることは想像のとおりである。次に，国の経
済状態別の死因を概観する。ここで使用されている分類は，世界銀行が
提示したものであり，1人当たりのGNI（Gross National Income；国民
総所得）が995米国ドル以下の国を低所得国，12055米国ドル以上の国
を高所得国としている[7]。

　高所得国に限った死因を見ると（**図13-2**），わが国とも類似し上位に
心疾患，脳卒中，がんが入っている。また，感染性疾患は下部呼吸器感
染（肺炎など）のみであり，そのほかはすべて非感染性疾患である点が

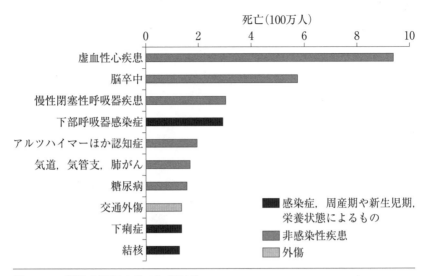

図 13-1　世界の死因上位 10（2016）
https://www.who.int/en/news-room/fact-sheets/detail/the-top-10-causes-of-death を引用，改変

特徴的である。

　では次に，低所得国の死因上位 10 を見てみよう（**図 13-3**）。

　低所得国の死因は，高所得国のものとは大きく異なることがわかるだろう。第 1 位の下部呼吸器感染症の主なものは肺炎で，死亡者の多くは 5 歳未満児，特に新生児や乳児である。第 2 位の下痢症とともに低体重での出生や，母児の栄養不良とそれに伴う母乳の不足，衛生的な飲料水が入手できないことなどにより，子どもは容易に感染し，命を落としてしまう[8]。なぜ子どもが下痢症で命を落とすのか，日本ではイメージしにくいかもしれないが，開発途上国ではいくつもの要因によって受診にたどりつけない。

　まず慢性的な医療施設不足，医療従事者不足により，重篤な症状があっ

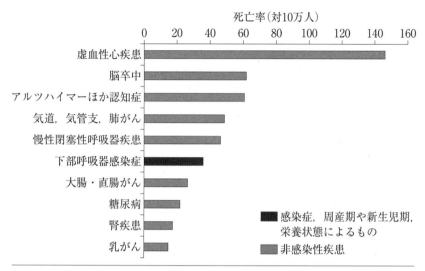

図 13-2　高所得国の死因上位 10（2016）
https://www.who.int/en/news-room/fact-sheets/detail/the-top-10-causes-of-death を引用，改変

　ても病院は遠く，行けたとしても医師の診察を受けるまでにはさらに何時間も，あるいは何日も待たなくてはならない。また日常的に貧困である上，医療保険など経済的支援を得る手段がないため，すべて自費で賄わなくてはならない。治療費，入院費は高額で，また医療施設が遠い場合はそこまで行く交通費や患者の世話のための滞在費の捻出も困難である。

　途上国の子どもの死亡については，しばしば病気の知識がないことが主な要因のように語られがちだが，必ずしもそうではない。病原体や感染経路，近代医療での治療方法などの知識はなくても，人々は長年このような環境で生活し，同様の状況に直面し続けている。このため「小さな子どもがこういう状態になったら危険である」という感覚的な理解や

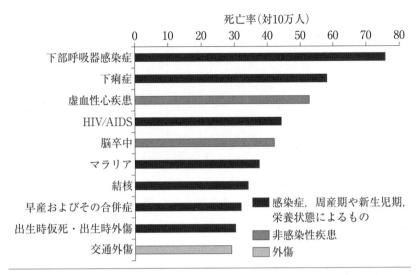

図 13-3　低所得国の死因上位 10（2016）
https://www.who.int/en/news-room/fact-sheets/detail/the-top-10-causes-of-
death を引用，改変

集団の記憶は人々の間にあり，決して無知によって状況の悪化をただ見
ているわけではない。

　筆者がマラリアの調査を行っていたベトナム南部の少数民族の集落に
おいても，この地域の経済状況の好転により調査より 10 年ほど前から
マラリアによる死亡者は発生していなかったが，人々の間でマラリアは
死ぬ病気で，特に赤ちゃんの高熱は非常に危険であることが語られてい
た[9]。このように，治療を受けたくても受けられない状況にある脆弱な
人々が，治せる病気で亡くなっていることを理解してほしい。

　死因の 4 位 HIV/AIDS，6 位マラリア，7 位結核は，毎年 300 万人以上
の生命を奪っている感染症である。これらは「三大感染症」として国際
的な取り組みが長年行われ，メジャーなものでは国際官民パートナー

シップによって 2002 年に設立されたグローバルファンド（The Global Fund to Fight AIDS, Tuberculosis and Malaria；世界エイズ・結核・マラリア対策基金）が制圧に向けた活動を支援している。それでもいまだ制圧には至っていない。病原体は明らかで，予防法も治療法も確立した疾患であるにも関わらず，制圧できない背景には何があるのだろうか。病気そのもの以外の部分，すなわち社会の状況や人々の生活環境および日常生活行動に要因がある。このような課題解決にこそ，看護のアプローチが有効なのではないだろうか。

　8，9 位に入っている，早産や出生時仮死，外傷など周産期の問題も，いまだ解決されていない長年の課題の一つである。すべての妊産婦が健康で栄養管理も行き届き，安心して衛生的な施設で専門職のサポートによる分娩ができればこの問題は解決できるが，実現には多くの障壁があることに気づくだろう。まず，妊産婦，特に妊娠中の健康や栄養管理が難しい状況がある。日本のように定期的な検診があるわけでもなく，また食べ物を選ぶ余地はない場合も少なくない。若年妊娠や間を置かない妊娠などの要因が加わることもある。母親である妊婦の身体状況が良好でないことから，児の生育も良好でなく，さらに早産の原因となるマラリア感染など，さまざまなリスクにさらされている。施設分娩，専門職による分娩介助は，WHO などの国際機関をはじめ各国で推進され，徐々に増加してはいるが，前述のとおり医療施設も医療従事者も不足する現状ではすべての人に行きわたらせることは非常に難しい。さらに，妊娠や出産は，強く文化に根ざした側面をもつため，医学的根拠だけでは状況を変えることはできない。世界各地でさまざまな，食事や行動に関する禁忌も非常に多い。日本においても妊娠中に食べてはいけないものをはじめ，安産祈願で戌の日に腹帯を巻くなどさまざまな習慣が生きている。この課題についても，対象者の背景や価値観を理解し，折り合いを

つけて最大限健康を守れる環境を作ることは，看護職だからこそできる
アプローチではないだろうか。

　死因の10位にあげられた交通外傷は，開発途上国で近年急増してい
る健康課題である。高度成長期の日本も同様だったが，東南アジア諸国
など急激に経済成長している国では，法による規制や交通安全の認識が
社会に浸透するよりも，道路が整備され人々が現金を手にし自動車や二
輪車を購入するほうが早かった。これによって，医療へのアクセスの改
善などよい点ももちろん大きいが，交通ルールがない中で交通量が激増
したことにより交通事故も激増した。深刻な外傷を治療できる医療施設
は限られているため，健康被害のリスクは非常に大きいことから，今後
検討されるべき大きな課題である。

　交通外傷同様，社会の変化に伴って増加している疾患として，非感染
症である虚血性心疾患や脳卒中も看過できない。日本では生活習慣病と
して注意が喚起され，人口に膾炙している。テレビ番組などで取り上げ
られることも多く，高血圧や動脈硬化，心疾患や脳卒中に対する日本国
民の関心は非常に高い。また，日本では勤務先または居住する自治体で
定期健康診断もあり，本人がその気になりさえすれば予防や治療が可能
である。しかし途上国では，これらの要因のすべてが未整備である。状
況によって異なるが，食べ物を選択する余地のない場合も多く，よほど
深刻な症状があるわけでもないのに病院に行くのは現実的ではない。さ
らに，国や地域によっては太っていることが富の象徴として歓迎される
文化もある。しかし，いまや中所得国となったアジアや太平洋の国々で
は，まだ解決されていない従来の健康課題である感染症や母子保健に加
え，生活習慣病という新たな課題を抱える，Double Burden（二重の負
担）の状況が生じている[10]。栄養に関していえば，例えば栄養失調の両
端（肥満と栄養不良）が同時に起こっており，同時に対策が必要になっ

ているのである[11]。

（2）顧みられない熱帯病（Neglected Tropical Diseases：NTDs）

　熱帯地域で蔓延する感染症の中でも，急速に死には至らないが長期にわたって人を苦しめ健やかな生活を妨げる疾患がある。WHOは，「人類の中で制圧しなければならない熱帯病」として18の寄生虫疾患や細菌感染症を「顧みられない熱帯病」に指定し（**表13-1**），官民協働で予防や治療，感染源を断つための環境整備や衛生的な飲料水・生活用水の確保などに取り組んでいる[12]。これらの疾患の症状は，視力が失われる（トラコーマ，オンコセルカ症など），身体の一部を喪失し身体機能や外見に大きな影響を及ぼす（ハンセン病，シャーガス病，リンパ系フィラリア症など），長期の罹患によって慢性的な栄養不良や貧血を生じる（住血吸虫症，土壌伝搬寄生虫症など）など，健やかな生活を著しく脅かすものであり，世界で約10億人以上が苦しめられている。常に日常生活に支障を生じる症状がある，それはすなわち経済活動や教育を受ける機会を失うということである。これらの疾患が蔓延しているのは，熱帯の開発途上国の中でも貧しい地域が多く，労働や教育の機会を失うことで貧困からの脱出がさらに難しくなり，個人だけでなく社会全体の発展にも大きな影響を及ぼしている。

　かつて顧みられない熱帯病は，三大感染症とは大きく異なり，世界の関心が向けられることも少なく十分な対策が取られてこなかったが，2007年の取り組み開始以降，予防・治療の普及や環境整備による患者減少に大きな成果をあげている[13]。三大感染症同様，これらの疾患も病原体も予防・治療法も明らかだが，貧困を含む社会的要因が障壁となり，非常に多くの人々の健康を脅かし続けてきた。衛生的な飲料水・生活用水の確保や，石鹸での洗浄による皮膚の清潔保持，日本でなら容易に入

表 13-1　顧みられない熱帯病 (Neglected Tropical Diseases)

疾患名	
英語	日本語
Dengue	デング熱
Rabies	狂犬病
Trachoma	トラコーマ
Buruli ulcer	ブルーリ潰瘍
Endemic Treponematoses (including yaws)	トレポネーマ感染症 (イチゴ腫含)
Leprosy	ハンセン病
Chagas diseases (American trypanosomiasis)	シャーガス病 (アメリカトリパノソーマ)
Human African trypanosomiasis (sleeping sickness)	アフリカトリパノソーマ (睡眠病)
Leishmaniasis	リーシュマニア症
Cysticercosis	嚢虫症
Dracunculiasis (guinea-worm diseases)	メジナ虫症 (ギニア虫症)
Echinococcosis	包虫症
Foodborne trematode infections	食物媒介吸虫類感染症
Lymphatic filariasis (elephantiasis)	リンパ系フィラリア症 (象皮病)
Onchoserciasis (river blindness)	オンコセルカ症 (河盲症)
Schistosomiasis (bilharziasis)	住血吸虫症 (ビルハルツ住血吸虫)
Soil-transmitted helminthiases (intestinal parasitic worms)	土壌伝播寄生虫症 (腸内寄生虫)
Mycetoma	マイセトーマ

(文献 12 より転載)

手できる抗生物質の内服などが普及さえすれば，多くの人々の健康を守ることができる。顧みられない熱帯病に対しても，病原体や症状に対し治療するという医学的アプローチだけではなく，人々の生活習慣や住環境，社会の環境を視野に入れた看護の，また公衆衛生的視点でのアプローチが非常に重要である。

（3）世界の高齢化（Global Ageing）

2015年の世界の総人口は73億8,301万人であり，2060年には102億2,260万人になると見込まれている。世界の総人口に占める65歳以上の者の割合（高齢化率）は，1950年の5.1%から2015年には8.3%に上昇，さらに2060年には17.8%と予測され，わが国のみならず世界の高齢化が急速に進展する[14]。人々の寿命が延長した背景には，世界中を巻き込む大規模な戦争がなかったこと，それによって人々の生活が安定に向かい，経済が発展，食料の供給も安定化して栄養状態が改善されたこと，医療技術や治療薬の進歩により治療可能な疾患が増加したこと，居住環境やインフラが大きく進歩し，衛生的な環境で以前より病気にかかりにくい生活が可能になったことなど，さまざまな要因がある。長寿それ自体は，古代からの人類の願いであり大変喜ばしいことである。しかし，人口構成の大きな変化や新たな疾患など，従来とは異なる社会の様相に直面し，その対応は容易ではない。働いて社会を支える人数がまったく違う時代に作られた社会システムは，当然フィットしなくなっていくだろう。また，認知症などこれまでは少なかった病気も対象者の母数が増えることによって激増が予想され，新たな対応策を打ち出すことは喫緊の課題として取り組まれている。

さらに，開発途上国においては日本以上に急速な少子高齢化が進行することが予想される（**図13-4**）。高齢化社会の指標である高齢化率7%か

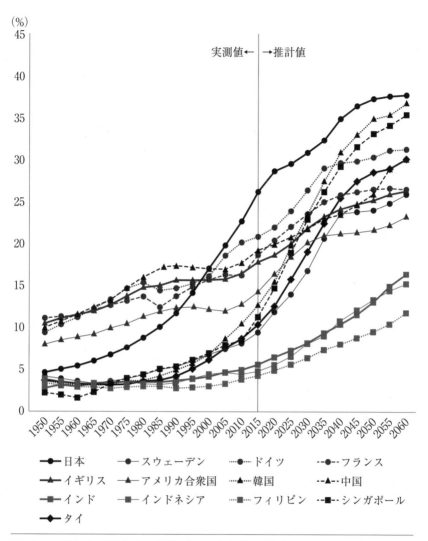

図 13-4　世界の高齢化率の推移（2015 年以降は推計値）
（文献 14　図 1-1-6 より筆者改変）

ら，高齢社会の14%に達するまでの所要年数で比較すると，フランスが115年，スウェーデンが85年，アメリカが72年，英国が46年，ドイツが40年に対し，わが国は，わずか24年（1970〜1994年）であった。また，韓国では18年，シンガポールでは20年など，今後アジア諸国においてはわが国を上回るスピードで高齢化が進むことが推測されている[14]。わが国で高齢化が始まったときは，高度成長期を経て経済発展が進み，社会のさまざまなシステムやインフラもほぼ現在の形に整備されていた。しかしアジアで経済発展中の開発途上国ではすでに高齢化が始まっている国もあり，従来の健康課題である感染症や母子保健，顧みられない熱帯病に加え，非感染性疾患，認知症をはじめとする高齢社会での対策や高齢者を支える社会システムが，すべて同時に求められる可能性がある。

これまでにもわが国は，保健医療の技術やシステムを開発途上国に紹介，提供してきた。現在世界で最も高齢化の進んだわが国の高齢社会の課題解決は，すでに高齢化が進む先進諸国のみならず，喫緊の対応が迫られるアジア諸国に対しても先行事例となり，新しい局面を迎えたこの世界において，よりよい社会づくりの指針として貢献できる可能性がある。慢性期看護や認知症看護は，これまではあまり国際協力などにもなじみが薄かったが，これからはまさに求められる知識，能力，人材となるかもしれない。

3. 健康に影響を及ぼす要因を知る

これまでにも述べたとおり，健康にはさまざまな要因が複雑に交絡して影響を及ぼしており，シンプルな医学的アプローチだけでは解決が難しい課題が多い。また，私たちは保健医療専門職だから健康が最優先のように考えがちだが，現実では必ずしもそうではない。たとえば，途上

国で日雇いの仕事で家族を養っている成人男性がマラリアにかかった場合，その人が働けなければ家族のその日の食料はなくなってしまう。また仕事の行き帰りに立ち寄って受診できるような医療施設はなく，治療薬や衛生材料を購入する余裕もない（開発途上国では前払いまたはガーゼや点滴ルート，薬剤などもすべて購入してもっていかない限り，診療が受けられない場合が多い）。さらに，予防しようにも5人家族に穴のあいた蚊帳が1つしかない，住居周辺の水場にボウフラが発生するが，水道もないので水場から遠いのは日常生活に支障があり，そこに住むしかないなど，実にさまざまな要因があり，それらが絡み合って現状を生み出している。病気そのものだけを見れば，受診して内服薬をきちんと飲んで治療してください，で終わる。しかしそれでは，開発途上国の健康課題は解決できない。その人がどのような場所で，どのように暮らし，どのような治療なら回復まで継続可能なのか，そのようなサポートが必要かなど，通常の臨床看護と変わらない「生活全体を見る」視点で，看護の仕事をする必要がある。

　本章では，異なる社会文化的背景を持つ対象者に適切な看護を提供するために何を知っておくべきか，背景や指標を学んだ。健康や病気に関することだけではなく，その背景にあるさまざまな要因を知る必要性を理解し，常に広い視野でさまざまな情報を収集していただくことを願う。海外で働く場合でも，日本で異文化の対象者に接するときでも，効果的で適切な看護を提供するための方法は同じである。
　14章では，世界全体がどのような方向性で健康に向かおうとしているのか，またそれを実施するための枠組みなどについて考えたい。

引用文献

1) 国際連合広報センター：国際法. 2019.
http://www.unic.or.jp/activities/international_law/（2019 年 1 月 15 日アクセス）

2) 森川幸一：国際法上の国家の資格要件の分離独立の合法性. 専修大学法学研究所所報 50：pp. 53-64, 2015.

3) 外務省：世界と日本のデータを見る. 2019.
https://www.mofa.go.jp/mofaj/area/world.html（2019 年 1 月 15 日アクセス）

4) 廣瀬洋子：未承認国家と覇権なき世界. NHK 出版, 2014.

5) ガイ・ドイッチャー著, 椋田直子訳：言語が違えば, 世界も違って見えるわけ. インターシフト, 2012.

6) 砂野幸稔：アフリカ地域研究と言語問題. アフリカレポート 50：pp. 28-34, 2010.

7) The World Bank：New Country Classification by income level：2018-2019.
https://blogs.worldbank.org/opendata/new-country-classifications-income-level-2018-2019（2019 年 1 月 25 日アクセス）

8) WHO：Children：reducing mortality. 2018.
https://www.who.int/news-room/fact-sheets/detail/children-reducing-mortality（2019 年 1 月 25 日アクセス）

9) Abe T, Honda S, Nakazawa S, et. al：Risk factors for malaria infection among ethnic minorities in Binh Phuoc, Vietnam. The Southeast Asian J Trop Med Public Health 40（1）：pp. 18-29, 2009.

10) Abdul Ghaffar, K Srinath Reddy, Monica Singhi：Burden of non-communicable diseases in South Asia. BMJ 328（7443）：pp. 807-810, 2004.

11) Lawrence Haddad, Lisa Cameron and Inka Barnett：The double burden of malnutrition in SE Asia and the Pacific：priorities, policies and politics. Health Policy and Planning 30：pp. 1193-1206, 2015.

12) WHO：Neglected Tropical Diseases. 2018.
https://www.who.int/neglected_diseases/en/（2019 年 1 月 25 日アクセス）

13) WHO：Integrating neglected tropical diseases in global health and development. 2017.

https://www.who.int/neglected_diseases/resources/9789241565448/en/（2019年 1 月 25 日アクセス）

14）内閣府：平成 30 年版高齢社会白書（全体版）.
https://www8.cao.go.jp/kourei/whitepaper/w-2018/html/zenbun/index.html
（2019 年 1 月 25 日アクセス）

参考文献

・The World Bank Open Data, https://data.worldbank.org/（2019 年 1 月 25 日アクセス）

・UNESCO：Institute for Statistics, https://www.education-inequalities.org/（2019年 1 月 25 日アクセス）

・ウンベルト・エーコ著, 和田忠彦監修：ウンベルト・エーコの世界文明講義. 河出書房新社, 2018.

・スーザン・ソンタグ著, 北条文緒訳：他者の苦痛へのまなざし. みすず書房, 2003.

・奥野克己：ありがとうもごめんなさいもいらない森の民と暮らして人類学者が考えたこと. 亜紀書房, 2018.

・田川玄, 慶田勝彦, 花渕馨也編：アフリカの老人―老いの制度と力をめぐる民族誌. 九州大学出版会, 2016.

・ルース・ベネディクト著, 長谷川松治訳：菊と刀―日本文化の型. 講談社, 2005.

・島崎謙治：日本の医療―制度と政策. 東京大学出版会, 2011.

・島崎謙治：医療政策を問い直す―国民皆保険の将来. 筑摩書房, 2015.

14 | グローバルヘルスと看護③
世界の健康課題を解決する枠組み

駒形朋子

《目標＆ポイント》
(1) 世界の健康課題に対する共通認識，目指す方向性を理解し，自分なりの
貢献策を考える。
(2) 健康課題の解決に向けた国内外における枠組みや組織の機能・役割を理
解する。
《キーワード》 Sustainable Development Goals，国際機関，ODA

13章では，異なる社会文化的背景をもつ対象者に適切な看護を提供す
るために何を知っておくべきか，背景や指標を学んだ。本章では，世界
の健康課題に対する共通認識，目指す方向性を理解し，解決に向けた枠
組みや組織の機能・役割を理解すること，またそれらに自分はどのよう
に関わっていけるのか，あるいは貢献できるのかを考える。

1. 世界はどこを目指すのか

実現可能性を考慮しないとして，あなたが思い描く理想的な世界ある
いは社会とはどのような姿だろうか。それらは実現可能だろうか。難し
いなら何が，なぜ難しいのか，困難や障壁を乗り越えるには何が必要な
のだろうか。前述してきたように，世界に暮らす人々は実に多様で豊か
であり，当然その背景にある社会も多様で豊か，かつ複雑である。しか
しどのような個人・社会においても共通することがあるとしたら，形は

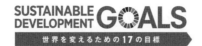

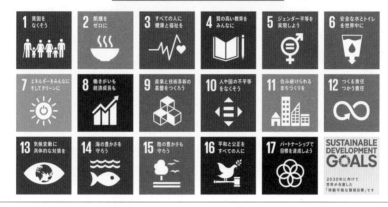

図 14-1　持続可能な開発目標（SDGs）
（文献 2 より転載）

違えども誰もが心身の健康はもちろん経済的にも社会的にも安心して暮らせる，安定した状態ではないだろうか。

　持続可能な開発目標（Sustainable Development Goals：SDGs）という言葉を聞いたことのある人も多いだろう。SDGs とは，2015 年 9 月にニューヨーク国連本部において開催された「国連持続可能な開発サミット」において，150 を超える加盟国首脳の合意で採択された，2016〜2030 年の 17 の開発目標である。まずはこのことについてていねいに考えていきたい。

（1）国際連合：成り立ち，目的，役割と機能

　国際連合（United Nations）は，1945 年 10 月に正式に発足し，51 の加盟国でスタートした。2019 年 1 月現在の加盟国は，193 カ国に上る。

a）国際連合の成り立ちと目的

国際連合設立の発端となったのは，今から100年以上も前の1899年，危機を平和的に解決し，戦争を防止し，かつ戦争の規則を法典化する目的でオランダのハーグで開かれた最初の「国際平和会議」であった。この会議は「国際紛争の平和的処理に関する条約」を採択，常設仲裁裁判所が設置され，1902年より稼働を開始した。続いて1919年，ベルサイユ条約（1919年，第一次世界大戦終結時に連合国側とドイツの間で取り交わされた講和条約）のもとに，「国際協力を促進し，平和安寧を完成する」ことを目的として国際連盟（the League of Nations）が設立された。第二次世界大戦により活動を停止したものの，世界が国際協力と対話を通して紛争を平和的に解決する必要は，次第に高まっていった。

「国際連合」という言葉が最初に使われたのは，1942年1月1日の「連合国宣言」の中であった。1945年，50カ国の代表がサンフランシスコで「国際機関に関する連合国会議」に出席し，戦争の惨害を終わらせるとの強い決意のもとに国連憲章が起草され，1945年6月26日に署名された。国際連合は，署名国の過半数が批准したことを受けて1945年10月24日に正式に設立され，本部はニューヨークに置かれることになった[1]。

国際連合憲章は国連の基本文書で，加盟国の権利や義務を規定するとともに，国連の主要機関や手続きを定めている。また国際条約としての国連憲章は，加盟国の主権平等から国際関係における武力行使の禁止にいたるまで，国際関係の主要原則を成文化している。

国連憲章の前文では，国連の創設に参加した国々のすべての人民が持つ理想と共通の目的を，次のように表明している。

> われら連合国の人民は，われらの一生のうち二度まで言語に絶する
> 悲哀を人類に与えた戦争の惨害から将来の世代を救い，基本的人権と

人間の尊厳及び価値と男女及び大小各国の同権とに関する信念を改めて確認し，正義と条約その他の国際法の源泉から生ずる義務の尊重とを維持することができる条件を確立し，一層大きな自由の中で社会的進歩と生活水準の向上とを促進すること，並びに，このために，寛容を実行し，且つ，善良な隣人として互に平和に生活し，国際の平和および安全を維持するためにわれらの力を合わせ，共同の利益の場合を除く外は武力を用いないことを原則の受諾と方法の設定によって確保し，すべての人民の経済的及び社会的発達を促進するために国際機構を用いることを決意して，これらの目的を達成するために，われらの努力を結集することに決定した。

　よって，われらの各自の政府は，サン・フランシスコ市に会合し，全権委任状を示してそれが良好妥当であると認められた代表者を通じて，この国際連合憲章に同意したので，ここに国際連合という国際機構を設ける[2]。

b）国際連合の目的・機能・予算

　国連には，大きく分けて4つの具体的な目的がある。

①国際の平和と安全を維持すること

②国家間の友好関係を育てること

③国際問題の解決と人権尊重の促進に協力すること

④各国の行動を調和させるために中心的役割を果たすこと

　これらの取り組みには30を超える関係機関が協力しており，これらを総称して「国連システム」と呼ぶ。国連憲章では，国連の主要機関として総会，安全保障理事会，経済社会理事会，信託統治理事会，国際司法裁判所，事務局の6つの機関を設けている。各主要機関に補助機関や各種委員会，15の専門機関〔世界保健機関（WHO）や世界銀行グループ

(World Bank Groups)，国連通貨基金（IMF），国際労働機関（ILO）など〕と，計画や基金〔国連開発計画（UNDP），国連人口基金（UNFPA），国連児童基金（UNICEF）など〕，各種機関が含まれる[3]。国連は「世界政府」ではなく，法律も作らないが，国際紛争の解決や，世界の人々に影響するさまざまな課題について政策を決めたりする手段を提供している[4]。

　国連の活動資金は加盟 193 カ国が合意した分担率に基づいて拠出しており，4 つのタイプの予算がある。

　①通常予算：ニューヨーク本部および世界中の現地事務所の活動資金
　②平和維持予算：世界中の紛争地域で実施される多種多様な活動の資金
　③ルワンダ国際刑事裁判所と旧ユーゴスラビア国際刑事裁判所に関する予算
　④キャピタル・マスタープラン（CMP）：国連本部ビル改修プロジェクト予算

　加盟国には，すべてのタイプの予算への拠出が義務づけられ，拠出金の分担率は，加盟各国の支払能力，国民所得および人口に基づいて定められる。日本は分担率 8.564％で，世界第 3 位の 23 億 8,800 万米ドル（約 26 億円）を拠出している[5]（2019 年）。また日本は，財政的・政策的貢献だけではなく，日本人職員の活躍を通じた人的貢献も行っている。2019 年現在，約 850 人の日本人が世界各国の国連関係機関で専門職職員として活躍している。日本人職員数は年々増加しているが，国連事務局が発表する望ましい職員数（全加盟国に均等に配分される割合，各国の人口や分担率から算定されたもの）には達しておらず，政府は 2025 年までに国連関連機関で勤務する日本人職員を 1,000 人とする目標を掲げて取り組みを進めている[6]。

表 14-1　ミレニアム開発目標達成状況

目標1　極度の貧困と飢餓の撲滅
- 1990 年には，開発途上国の 47％が 1 日 1.25 ドル以下で生活していたが，2015 年にはその割合が 14％まで減少した これは，10 億人以上の人々が極度の貧困から脱却したと解釈できる。
- 開発途上地域における栄養不良の人々の割合は，1990 年からほぼ半分に減少した。

目標2　普遍的な初等教育の達成
- 開発途上地域における小学校の純就学率は，2000 年の 83％から 2015 年には 91％まで達した。

目標3　ジェンダーの平等の推進と女性の地位向上
- すべての開発途上地域は，初等，中等および高等教育における男女格差を撲滅するという目標を達成した。
- 過去 20 年において，174 カ国のほぼ 90％の女性が政治に参加する基盤を得た。

目標4　乳幼児死亡率の引き下げ
- 世界における 5 歳未満の幼児死亡は，1,000 出生あたり 90 人（1990）から 43 人（2015）へと減少した。
- はしかの予防接種は，2000～2013 年の間に 1,560 万人の死亡を予防した。

目標5　妊産婦の健康状態の改善
- 1990 年以降，妊産婦の死亡率は 45％減少した。特に 2000 年以降の改善が大きかった。
- 2014 年には，世界の 71％以上（1990 年は 59％）の出産は，医療従事者が介助した。

ちろん日本だけでなく加盟各国で実現に向けて具体化され，取り組みが進んでいる。世界は大きな同じ目標をもって，より豊かで安心安全な「誰一人取り残さない」社会づくりに取り組もうとしている。

228

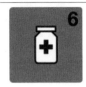
目標6 HIV/エイズ，マラリア，その他の疾病の蔓延防止
- HIVへの新規感染は，2000〜2013年の間で約40％低下し，感染者数も約350万人から210万人へ減少した。
- 2014年6月までに世界中で1,360万人（2003年は80万人）のHIV感染者が抗HIV療法を受けていた。
- 抗レトロウイルス療法によって1995〜2013年までの間に760万人がHIVによる死亡を免れた。
- 2000〜2015年の間に，620万人以上の人々がマラリアによる死を免れた。その多くが，サハラ以南のアフリカに住む5歳未満児である。
- 2004〜2014年までの間に，9億張以上の殺虫剤処理された蚊帳が，サブサハラアフリカの国々に配布された。
- 2000〜2013年の間に，結核の予防，診断，治療によって3700万人の生命が救われた。

目標7 環境の持続可能性の確保
- 2015年には世界人口の91％が衛生的な飲料水源を使用していた（1990年に76％）。
- 1990年以降衛生的な飲料水へのアクセスを得た26億人のうち，19億人が水道水へのアクセスを得た。
- オゾン層破壊物質は1990年以来減少しており，オゾン層は今世紀半ばまでに回復見込。

目標8 開発のためのグローバル・パートナーシップの構築
- 世界各国からのODAが，2000〜2014年の間に実質66％増加し，1,352億ドルに到達した。
- 2000〜2015年で，携帯電話の契約数は7億3,800万から70億に増加した。
- インターネットの普及率は，2000年に世界人口の6％だったものが2015年には43％まで増加した。

（国際連合広報センター，「ミレニアム開発目標（MDGs）報告2015」の概要をもとに筆者作成）
http://www.unic.or.jp/news_press/features_backgrounders/15009/

2. 国際協力：よりよい社会づくりの手段

　前節では，世界はどこを目指すのか，大きな方向性や具体的取り組みについて考えた。次は，国際協力の枠組み，組織，さらに自分がどのよ

表 14-2　日本の「SDGs 実施方針」8 つの優先分野への具体的取り組み

優先分野名	対応する SDGs の項目
①あらゆる人々の活躍の推進 働き方改革の着実な実施，女性の活躍推進，子どもの貧困対策など	1, 4, 5, 8, 10, 12
②健康・長寿の達成 データヘルス改革の推進，医療拠点の輸出，感染症対策など 保健医療の研究開発，ユニバーサル・ヘルス・カバレッジ推進のための国際協力など	2, 3
③成長市場の創出，地域活性化，科学技術イノベーション 地方創生や未来志向の社会づくりを支える基盤・技術・制度など，地方における SDGs の推進，農山漁村の活性化，地方などの人材育成など	2, 8, 9, 11
④持続可能で強靱な国土と質の高いインフラの整備 持続可能で強靱なまちづくり（「コンパクト＋ネットワーク」推進），防災（「レジリエント防災・減災」の構築や，災害リスクガバナンスの強化，エネルギー・インフラの強靱化，食料供給の安定化など），質の高いインフラの推進など	2, 6, 9, 11
⑤省エネ・再エネ，気候変動対策，循環型社会 徹底した省エネの推進，気候変動対策や CCS の調査・研究，循環型社会の構築（東京オリンピック・パラリンピックに向けた持続可能性など）など	7, 12, 13
⑥生物多様性，森林，海洋等の環境の保全 持続可能な農林水産業の推進や林業の成長産業化，海洋（海洋・水産資源の持続的利用，国際的な資源管理，水産業・漁村の多面的機能の維持・促進），海洋ゴミ対策の推進，地球観測衛星を活用した課題解決など	2, 3, 14, 15
⑦平和と安全・安心社会の実現 子どもの安全（性被害，虐待，事故，人権問題などへの対応），女性に対する暴力根絶，平和のための能力構築，中東和平への貢献など	16
⑧SDGs 実施推進の体制と手段 モニタリング，広報・啓発の推進，2025 年大阪万博を通じた SDGs の推進など	17

（文献 12 を参考に，筆者作成）

うに関わっていけるのかを共に考えてみたい。

　国連加盟国の合意によって掲げた目標の実現のための具体的な取り組みは，加盟各国あるいは地域で進められる。**表14-1**のとおり，国内での取り組みも少なくないが，ここでは国際協力の枠組みや組織について説明する。

（1）なぜ国際協力をするのか

　なぜ国際協力するのか，それは人類が今後も生き残る唯一の方法であり，またより暮らしやすい世界にしていくためである。13章でも説明したとおり，現代社会は個人が好むと好まざるに関わらずすでにグローバル化し，さまざまな面で相互に影響しあっている。例えば気候変動による私たちの日常生活への影響は多くの人が実感しているものであり，自然災害の増加と激甚化，農作物の生育や漁獲量，水資源への影響，そして感染症の世界的流行など，枚挙にいとまがない。さまざまな課題がもはや各国だけでは解決が不可能であり，世界全体での協力，協調が人類の生存にとって不可欠なのである。また，周知のとおりわが国のエネルギーや食料供給は輸入に依存している。エネルギー自給率はわずか6％（2012年）に過ぎず[13]，食料自給率では38％（2017年）である。他方でわが国は自動車やその部品，半導体等電子製品などを輸出し，世界の発展に貢献している。このように，世界に不均一に分布した資源や製品の受け渡しによってグローバル社会は成り立っている。先進国が一方的に開発途上国を支援しているのではなく，相互に利益・恩恵があり，支えあうことで成り立っているのである。世界中のすべての人々が「共に」より良く生きられる世界の実現に向かって，人類共通の課題に取り組むことが求められている。

　しかし，人間の生存や安寧な毎日を最も脅かすのは，ほかでもない人

間─戦争や紛争である。孫子は紀元前 500 年ごろに兵法書を著し，「戦わずにすむようにすることが最も優れた戦い方」と示したが，それから 2500 年過ぎた現在も我々は戦わずにすむ方法を見つけあぐねている[14]。

「人間の安全保障」という言葉やその概念を耳にしたことのある人も多いだろう。従来「安全保障」は伝統的に「国家の安全保障」を意味してきたが，前述のような世界の諸課題が新しい局面を迎え，1990 年代に入ると「人間を中心として安全を考えることの重要性」が，国際機関を中心に論じられるようになった。国連開発計画（UNDP）による「人間開発報告書 1994」で初めてグローバルな課題として「人間の安全保障」が特集された。その中で，人間の安全保障を構成する要素として「恐怖からの自由」と「欠乏からの自由」を提示した。これらはすなわち，人々の日常生活における不安；自分と家族の食べ物があるか，職を失うことがないか，町や近所で犯罪が起こらないか，自分や家族が属性や背景によって暴力や弾圧を受けることがないか，こういったことからの自由である。この考え方はシンプルだが，21 世紀の社会に変革をもたらすカギとなるのではないか，と述べられた[15]。その後日本やカナダ，ノルウェー，タイなどが人間の安全保障を政策の概念に率先して導入していった。その後カナダとノルウェーによる「人間の安全保障ネットワーク」や，カナダの「介入と国家主観に関する国際委員会」設置，またわが国による「人間の安全保障基金」設置（1999 年のアジア経済危機で甚大な被害を受けた社会的弱者支援のために設置され，その後対象がグローバルに拡大された）などの活動や働きかけを経て，2000 年の国連ミレニアムサミットで「人間の安全保障委員会」設置が日本政府から提案され，可決された。2003 年に提出されたこの委員会の最終報告書[16]において，人間の安全保障は「人間の生にとってかけがえのない中枢部分を守り，すべての人の自由と可能性を実現すること」と定義され，「恐怖からの自由」

と「欠乏からの自由」を広く包括した概念として位置づけられた。さらに人間の生存，日々の生活，尊厳を脅かしうる要素を考慮に入れ，状況が悪化する危険性にきめ細かく配慮すること，人々を中心に安全の問題を捉え，政治的考慮の対象とすること，最も脆弱な人々に焦点を当てること，個人だけでなくコミュニティーを対象とすること，保護と能力強化双方の手法を取ること，分野横断的な対応が必要であること等を具体的なアプローチとして提示した[17]。その後 2005 年の国連首脳会合での成果文書の採択，2010 年の国連総会での事務総長による報告などを経て，2012 年の国連総会で人間の安全保障に関する決議（A/RES/66/290）が採択された[18]。

　世界の未来がよい方向に向かっているのか，と尋ねられると自信をもってそうだといえる人は多くないかもしれない。しかし，世界の国々が協働して，誰もが安心して暮らせるより良い社会を作ろうとしている。そしてそれが，人類が生存していける数少ない方法である。アクターである私たちがどうするか，何ができるか考え，行動するときではないだろうか。

（2）国際協力：組織，役割，機能
a）政府が実施する国際協力事業

　国際機関については前節で説明したが，本節ではわが国における実施の部分—開発協力を中心に説明する。開発協力とは，「開発途上地域の開発を主たる目的とする政府及び政府関係機関による国際協力活動」を意味し，そのための公的資金の名称が政府開発援助（Official Development Assistance：ODA）である。

　ODA は，経済協力開発機構（Organization for Economic Co-operation and Development：OECD）の開発援助委員会（Development As-

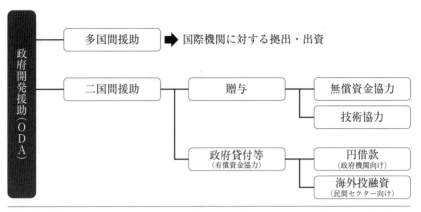

図 14-2　ODA のしくみ
（外務省：政府開発援助（ODA）．を参考に筆者作成）
https://www.mofa.go.jp/mofaj/gaiko/oda/about/oda/oda_keitai.html

sistance Committee：DAC）が指定する開発途上国・地域に対し，経済開発や福祉の向上への寄与を主たる目的として，公的機関によって供与される贈与および条件の緩やかな貸付などである。また，2015 年に決定された開発協力大綱[19]の下，一人当たり所得が一定の水準にあっても小島嶼国等の特別な脆弱性を抱える国々などに対しては，各国の開発ニーズの実態や負担能力に応じて必要な協力を行っていくこととしている。

　ODA の仕組みを**図 14-2** に示す。ODA には，開発途上国・地域を直接支援する二国間援助と，国際機関に対する拠出である多国間援助がある。二国間援助には，「贈与」と「政府貸付等（有償資金協力）」があり，贈与は開発途上国・地域に対して無償で提供される協力で，「無償資金協力」と「技術協力」がある。「政府貸付等（有償資金協力）」には，「円借款」と「海外投融資」がある。多国間援助には，国連児童基金（UNICEF）や国連開発計画（UNDP）への拠出や世界銀行などへの拠出・出資などが含まれる。

b）ODA のアクター

　開発途上国で行われる ODA には，さまざまな組織や団体，機関など が関わっている。ODA の目的や理念といったことも含めた「戦略」的な 機能を担うのが，内閣に設置されている海外経済協力会議，外務省や財 務省，経済産業省などの関係省庁である。立案された開発援助計画など を具体的なプロジェクトに反映させ，実際に途上国で実施するのが国際 協力機構（Japan International Cooperation Agency：JICA）である。実 施に当たっては，JICA のほか企業，NPO/NGO，大学，地方自治体など さまざまなアクターが関わっている。

　図 14-2 に示したうち，円借款，無償資金協力，技術協力を担うのが， JICA である。開発途上国への技術協力（研修員受入，専門家派遣，機材 供与など），円借款のほか，技術協力のための人材養成・確保，さらに緊 急援助のための機材供与や国際緊急援助隊の派遣なども業務に含まれ る。筆者がかつて参加した青年海外協力隊も JICA の事業の一部である。

　さらに，その具体的な内容を担うのが，さまざまなアクターである。 それぞれの専門分野での能力や対象地域での経験やネットワークを生か し，現地の人々により大きく裨益できることを目指して，世界各地でさ まざまなプロジェクトの実施に関わっている。業務内容や実績は，毎年 の国際協力機構年次報告書[20]に詳しく報告されている。

　また，企業や公共団体，NPO/NGO，大学などは，それぞれの組織の方 針に基づき，ODA 以外にもいろいろな形で世界の課題に取り組んでい る。

c）私たちはどのように関わっていけるのか

　みなさんの中には，実際に国際協力に関わりたいと考えている人もい るだろう。臨床で看護師としての力をつけながら，次のステップは何だ ろうか。英語は重要だが最優先ではないことは第 12 章で述べたとおり

である。まずは，日々世界で何が起こっているのか，保健医療の枠から出た広い視野で理解することである。ニュースを見聞きし，興味をもったことは調べる，そのような小さな情報収集の積み重ねと学びから力が形成される。また，現在ではさまざまな団体が，期間，内容，行先も多種多様なスタディツアーやインターンシップを実施している。大学の休業期間に実施されるものが多いが，これらに参加し活動の現場を自分の目でみて，経験してみることも重要である。それは，体験であると同時に，自身に対するスクリーニングでもある。これまでの人生でも経験があると思うが，やりたかったことを実際やってみると予想外に難しかったり，予想と異なることはままある。開発途上国では自然環境も生活環境も，人間関係も異なるため，興味があっても現地での生活が困難である可能性はある。そういった意味で，ボランティアとしてあるいは職業として長期間派遣される前に，短期の経験で自身のスクリーニングを行うことは危機管理上重要である。第 12 章でも述べたとおり，国内でも異文化対応のできる看護職の需要は今後ますます伸びることが予想され，また開発途上国での事業の後方支援も不可欠である。国内で国際協力業務に関わることも，一つの選択肢と考えていただきたい。時間と心身あるいは身辺の状況が許せば，ぜひ開発途上国の現場での仕事にも関わってみてほしい。JICA の国際キャリア総合情報サイト PARTNER（http://partner.jica.go.jp/PartnerHome）には，求人情報のほか，研修やセミナー，キャリア相談などの情報が掲載されている。

　12 章でも述べたとおり，「国際」は特別なことではなく，「国際看護」は，日々実践されている日常の臨床看護の延長上にある。健康と病気の確実な知識に裏打ちされた，丁寧で誠実な看護を実践している日本の看護職は，世界のどのような場面・対象者にも質の高い看護を提供できる能力と可能性にあふれている。第 10〜13 章では，マニュアル的な知識や

指標，数値ではなく，考え方を伝えたいと考えて進めた。なぜなら世界は激動の中にあり，社会も個人もめまぐるしく多様化・複雑化していく今日手元にある最新マニュアルは，明日にはもう古くなっているかもしれない。しかし，何をどのように考えればよいかがわかれば，その変化にも柔軟に対応が可能になる。フランスで活躍した明治生まれの画家藤田嗣治（レオナール・フジタ，1886～1968）は，「私は，世界に日本人として生きたいと願う。それはまた，世界人として日本に生きることにもなるだろうと思う」と語っている[21]。自分が何者で何ができるのか，自分のよって立つ基盤をしっかりもちながら，しなやかな多様性をもって日本の質の高い看護を提供することができれば，それはまちがいなくよりよい社会づくりへの大きな貢献になると考える。

引用文献

1) 国際連合広報センター：国際連合：その憲章と機構.
   http://www.unic.or.jp/info/un/charter/text_japanese/ （2019年1月31日アクセス）
2) 国際連合広報センター：国連憲章テキスト.
   http://www.unic.or.jp/info/un/charter/text_japanese/ （2019年1月31日アクセス）
3) 国際連合広報センター：国際連合システム.
   http://www.unic.or.jp/files/organize.pdf （2019年1月31日アクセス）
4) 国際連合広報局：国連のここが知りたい. 2010.
   http://www.unic.or.jp/files/about_un.pdf （2019年1月31日アクセス）
5) 外務省：2017～2019年の国連通常予算分担率・分担金. 2019.
   https://www.mofa.go.jp/mofaj/gaiko/jp_un/yosan.html （2019年1月31日アクセス）
6) 外務省：国際機関で働く. 2018

https://www.mofa.go.jp/mofaj/fp/unp_a/page22_001263.html　（2019 年 1 月 31 日アクセス可能）

7) 外務省:「我々の世界を変革する:持続可能な開発のための 2030 アジェンダ（仮訳）」2015.
https://www.mofa.go.jp/mofaj/files/000101402.pdf　（2019 年 1 月 31 日アクセス）

8) 外務省:持続可能な開発目標（SDGs）について. 2019.
https://www.mofa.go.jp/mofaj/gaiko/oda/sdgs/pdf/about_sdgs_summary.pdf　（2019 年 1 月 31 日アクセス）

9) 外務省:ミレニアム宣言（仮訳）. 2000.
https://www.mofa.go.jp/mofaj/kaidan/kiroku/s_mori/arc_00/m_summit/sengen.html（2019 年 1 月 31 日アクセス）

10) 国際連合広報センター:ミレニアム開発目標（MDGs）の目標とターゲット. 2015.
http://www.unic.or.jp/activities/economic_social_development/sustainable_development/2030agenda/global_action/mdgs/　（2019 年 1 月 31 日アクセス）

11) 首相官邸:持続可能な開発目標（SDGs）推進本部
https://www.kantei.go.jp/jp/singi/sdgs/　（2019 年 1 月 31 日アクセス）

12) 首相官邸:SDGs アクションプラン 2019. 2018.
https://www.kantei.go.jp/jp/singi/sdgs/pdf/actionplan2019.pdf　（2019 年 1 月 31 日アクセス）

13) 経済産業省:日本のエネルギーのいま:抱える課題.
http://www.meti.go.jp/policy/energy_environment/energy_policy/energy2014/kadai/　（2019 年 1 月 31 日アクセス）

14) 孫子著, 金谷治訳注:新訂孫子. 岩波書店, 2000.

15) 国連開発計画（UNDP）:人間開発報告書 1994. 国際協力出版会, 1994.
http://www.undp.or.jp/HDR_J/HDR_light_1994_Japanese_Version.pdf

16) 外務省:人間の安全保障関連資料.
https://www.mofa.go.jp/mofaj/gaiko/oda/bunya/security/reference.html（2019 年 1 月 31 日アクセス）

17) 栗栖薫子:現段階の「人間の安全保障」. 国際問題, No. 603, 2011.

18) 外務省:人間の安全保障に関する決議の採択. 2012.

https://www.mofa.go.jp/mofaj/press/release/24/9/0911_03.html（2019 年 1 月
31 日アクセス）

19）外務省：開発協力大綱. 2015.
https://www.mofa.go.jp/mofaj/gaiko/oda/files/000072774.pdf （2019 年 1 月
31 日アクセス）

20）国際協力機構（JICA）：国際協力機構年次報告書 2018. 2018.
https://www.jica.go.jp/about/report/2018/index.html （2019 年 1 月 31 日ア
クセス）

21）近藤史人著，藤田嗣治「異邦人」の生涯. 講談社，2006

参考文献

・アマルティア・セン著，東郷えりか訳：人間の安全保障. 集英社，2006.
・アマルティア・セン著，山脇直司解題，加藤幹雄訳：グローバリゼーションと人間
の安全保障. 日本経団連出版，2009.
・緒方貞子：私の仕事―国連難民高等弁務官の十年と平和の構築. 草思社，2002.

15 | 国際救援活動について

渡瀬淳一郎

《**目標＆ポイント**》
(1) 世界における自然災害，紛争の状況を理解する。
(2) 国際救援活動の仕組みと潮流を理解し，説明できる。
(3) 国際救援活動に従事する看護師に求められていることを理解し，今後の勉強の指針とする。

《**キーワード**》 緊急人道支援，CHS，EMT，マネジメント力

1. 世界の災害・紛争の傾向

　グローバリズムの重要性が叫ばれて久しい。そして世界はあちこちで発生している災害や紛争による災禍に，以前よりは積極的に手をさしのべようとしてきた。しかし，その手が十分には届いていないことは世界の現状を考えると明白である。むしろそれに輪をかけるように，世界の災害による犠牲者，紛争による犠牲者は増加の一途をたどっている。

(1) 自然災害の現状

　2015年の国連の報告によると，天候関連の災害（サイクロン，台風，旱魃）だけを抽出してみても，その数は増えている。2005～2014年の10年間における天候関連災害の年間平均は335件で，これは1995～2004年より14%の増加であり，1985～1995年と比較すると実に2倍に増加している[1]。

　自然災害に対する脆弱性は，さまざまな要素が絡み合ってもたらされ

ている。国連大学は世界の各地域の災害に対する危険度指数を以下の4
つのファクターから算出している。

①自然災害発生数：その地域がどれだけの数の自然災害に遭っている
　　か
②自然災害に対してどれだけ脆弱か：インフラのレベル，貧困，栄養
　　から算出
③処理能力：その地域が普段からの自然災害に対する準備により，い
　　かに災害のインパクトに耐えることができるか
④適応能力：将来的に自然災害のインパクトを軽減するために構造的
　　変化をおこそうとする能力

　上記の4つの要素を見ると，①の自然災害発生数だけは誰も減らすこ
とができない。しかし他の3つの要素による脆弱性はすべて貧困がもた
らしていることがわかる。

　2014年の国連の報告によると，1994年以降，44億人が災害の影響を
受け，130万人が亡くなった。経済的損失は2兆ドルに及んでいる。特に
低所得国および中低所得国へのダメージが強い。この20年間に低ない
し中低所得国で災害を経験したのは全世界の33％にすぎないが，全死亡
者の内，81％はこれらの国の人々であった。特に当該国の女性と子ども
は最たる弱者となる。また，世界人口増加に伴い，貧しい環境下で災害
にさらされる人の数もどんどん増えている。最貧困者層の人口は，49の
災害多発国家において2030年までに3億2,500万人に達する見通しで
ある[2]。

（2）紛争の現状

　国連難民高等弁務官事務所（UNHCR）によると，2017年の世界の紛
争，戦争，迫害，人権侵害による難民の数は7,144万人に及んでいる。

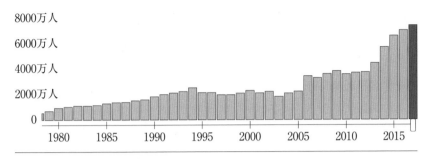

図 15-1　世界の難民の数
（文献 3 より転載，一部改変）

約 40 年前の 1980 年には 923 万人と比較すると，7.7 倍に増加しており，**図 15-1** で見るように特に近年，その増加が著しい。2017 年において難民数が多い国は，1. シリア（630 万人），2. アフガニスタン（260 万人），3. 南スーダン（240 万人），4. ミャンマー（120 万人），5. ソマリア（98 万人）となっており，この上位 5 カ国で難民全体の 2/3 以上を占めている。また，その受入人数の多い上位国は，トルコ，パキスタン，ウガンダなど，当該国の隣国であることが多く，難民全体の 8 割以上は近隣の開発途上国に受け入れられており，先進国での受け入れが多いというわけでは決してない[3]。

UNHCR はパレスチナ難民を除く世界各地の難民の保護と支援を行う国連機関である。1950 年，第二次世界大戦によって生じた難民の保護を目的に発足した UNHCR であったが，その後もイデオロギーや民族，宗教などに起因する紛争が世界各地で勃発し，難民問題は大規模化していった。

難民問題の特色の 1 つとして，自然災害や経済危機など複合的な要因が絡んで難民問題が「長期化」する傾向があげられる。また，「国内避難

民の増加」も重要課題となっており，今やUNHCRが支援対象としている国内避難民の数は，難民の約1.5倍と大きく上回っている。

　こうした終わりの見えない難民問題に対して，UNHCRに加えて，国連世界食糧計画(WFP)，国際移住機関(IOM)，赤十字国際委員会(ICRC)などの国際機関やNGOなどが役割分担しながら，世界各地で難民や国内避難民などの避難生活を支え続けている[4]。

2. 国際救援活動の仕組み，種類

（1）国際救援活動の定義
　ここで「国際救援活動」という言葉の意味を考えてみる。例えば，日本赤十字社（以下，日赤）の国際活動の枠組みは，「緊急救援」，「復興支援」，「開発協力」から成っている。また，「救援活動」とほぼ同じフェーズで使われる「人道支援」という言葉は，主要な国際機関などにより「緊急事態またはその直後における，人命救助，苦痛の軽減，人間の尊厳の維持及び保護のための支援」と定義されている。また，緊急事態への対応だけでなく，災害予防・救援，復旧・復興支援等も含まれているとある[5]。

　したがって，「国際救援活動」とは「開発協力」を除いた，「緊急救援」および「復興支援」の部分に該当すると考えられるが，復興支援と開発協力については，どちらも緊急フェーズを脱した上で，当該国のレジリエンスの強化を主体とすることが多く，その線引きも難しい場合がある。これら復興支援と開発協力については前章までを参照いただき，本章では緊急救援の部分を主体に説明していく。また，本章においては上述の定義により「救援活動」と「人道支援」は，同義のものとして扱う。

（2）国際救援活動の仕組み，種類

　開発途上国では，普段から貧困，インフラの未整備や保健制度が行き届いていないなどの複合的理由のため，一度，自然災害や紛争が生じると自国のみでの解決が困難となり，国際社会に支援を求めざるを得ない。このため国際救援活動（国際人道支援）が必要となる。

a）国際人道支援の活動規定

　どのような緊急時においても，最初に対応するのは被災者自身と当該国政府である。当該国政府が国際支援を要請する際には，その国の法制度が被災者保護を規定する主たる枠組みになる。人道支援活動も同様に，法的拘束力の有無に関わらず，種々の国際人道法や人権法，そして人道性，中立性，公平性，独立性という人道支援の基本原則によって規定されている。

ⅰ）国際人道支援に関して法的拘束力をもつ国家間合意

　例）東南アジア諸国連合（ASEAN）防災緊急対応協定（AADMER）2009 年に発効。マルチハザードに対応する ASEAN 加盟 10 カ国の政策的な枠組み

ⅱ）法的拘束力をもたない国家間合意

　例）国連総会決議 46/182：国際人道支援の調整について国連が担う役割を定義。一方，人道支援は被災国の同意と要請に基づいて提供されるべきであると規定。

ⅲ）人道支援活動を方向づける自主的ガイドライン

　例）

　・国際赤十字・赤新月社運動と NGO のための災害救援における行動規範

　・人道憲章と人道対応に関する最低基準（スフィア・ハンドブック）

　・「人道支援の説明責任（アカウンタビリティ）と品質管理（クオリ

ティ）に関する HAP 基準」など

　これらの自主的ガイドラインはさまざまな人道支援関係者に適応される。そして上記を含めた数多くの自主的ガイドラインをとりまとめる取り組みが人道責任プロジェクト（HAP），People in Aid，スフィア・プロジェクト[注1]によって共同で進められ，2014 年に「人道支援の質と説明責任に関する必須基準」（Core Humanitarian Standard on Quality and Accountability：CHS）が作られた[6]。CHS では，原則に基づく，責任ある，質の高い人道支援に不可欠な要素を，人道支援活動の必須基準として説明しており，提供する支援の質や効率を改善するため，人道支援に関わる組織や個人が利用できる「9 つのコミットメント」を提供している（図 15-2）。CHS は，人道支援組織に被災した地域社会や人々に対してよりきちんとした説明責任をはたさせることも可能にする[7]。

　今後，CHS を念頭においた人道支援活動が標準となっていくだろう。

> ポイント：緊急救援に携わる者は，活動を保証する法的根拠や，種々の自主的ガイドラインに通じている必要がある。

[注1]「人道憲章と人道対応に関する最低基準（スフィア・ハンドブック）」：人道支援提供に際し，国際的に認められている共通原則であり，普遍的な最低限の基準。このハンドブックは，被災した人々に提供する支援の質を向上させ，人道支援を実施する人々・ドナー国・被災者に対して人道アクターによる説明責任を向上させることを目的としている。スフィア基準は，以下の 4 つの主要分野から成る。①給水，衛生，衛生環境の改善，②食糧の確保と栄養，③シェルター，被災者キャンプおよび非食品物資，④保健医療活動。スフィア・プロジェクトは会員制組織ではなく，人道支援機関の代表者による世界的ネットワークを通じて構成された委員会によって運営されている。昨今，日本の災害時の避難所がスフィア基準を満たしていないことが再三指摘されてきている。今後，この基準を念頭にさまざまな人道支援活動を行っていく流れがある[8]。例えば，避難所で被災者一人当たりに望まれる広さは，$3.5\,m^2$[9]，必要なトイレの数は，最低 50 人に 1 基，男女別のトイレ数の比は，1：3 であるべきことなどが記されている[10]。

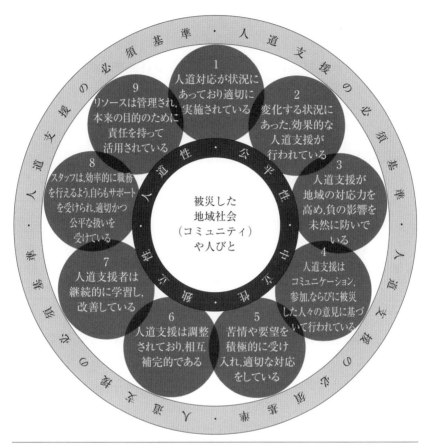

図 15-2　人道支援の質と説明責任に関する必須基準（CHS）の 9 つの質の基準
（文献 6 より転載）

b）人道支援アクター

　国際人道支援ニーズが生じた際に活動する主要組織を下にあげる。

・国連機関（後述）

・国際赤十字・赤新月社運動：世界最大の人道ネットワークであり，世

界 187 カ国に 1 億名近い社員，ボランティア，支援者がいる。大きく 3 つの組織から成る。①187 カ国の各国赤十字・赤新月社，②国際赤十字・赤新月社連盟（IFRC），③赤十字国際委員会（ICRC）

・域内の政府間機構：例）東南アジア諸国連合（ASEAN）など
・NGO：国およびコミュニティレベルの NGO と国際 NGO の 2 種類がある
・支援国政府：直接的な二国間援助など。例）国際緊急援助隊
・民間セクター：企業の社会的責任（CSR）の一環として行われることが多い

c）国際的な調整メカニズム

　人道危機の際には，国連を中心にグローバルレベル，国レベルのメカニズムが働く。グローバルレベルにおいては国連の緊急援助調整官（ERC）が世界の人道支援における指揮官である。そして国連機関間の日頃からの調整を機関間常設委員会（IASC）が行っている。人道危機が生じると当該国に Humanitarian Country Team（HCT）という意思決定フォーラムが立ち上がる。HCT は当該国に常駐している国連とその他人道支援団体から構成され，主な機能は，人道支援アクターに対して戦略的かつ政策的な指針を提供することである[11]。

　そして人道支援活動においてグローバルレベルから被災地レベルに至るまで各レベルの調整役を担っているのが国連人道問題調整事務所（United Nations Office for the Coordination of Humanitarian Affairs：OCHA）である。その方法は，例えば自然災害が発災した場合，まず OCHA が運営しているサイト上（Virtual On-Site Operations Coordination Center：V-OSOCC）でいち早く専門家による情報共有が行われる。それと同時進行で OCHA はあらかじめ登録されている国連災害評価調整チーム（United Nations Disaster Assessment and Coordination：

UNDAC）メンバーを速やかに現地に派遣し，被害状況評価，現地災害対策本部のサポートを開始する。あわせて UNDAC メンバーは被災地内に On-Site Operations Coordination Center（OSOCC）を立ち上げ，被災地内に入ってくる支援チームの登録や調整を開始する。

　海外から入ってくる国際救援チームは到着時に必ず OSOCC を訪れ，チームの登録をすることにより公式に認知されるとともに，必要な情報収集を行う。

　人道支援活動は医療のみならず多岐にわたるが，その専門分野内でのコーディネーションには 2005 年より国連によるクラスターアプローチという手法がとられている。すなわち，救援活動の種類によりクラスター（集団）に分類し，それぞれのクラスターを国連のリードエージェンシーが取りまとめをするとともに，クラスター間のコーディネーションも円滑に行うことを目的としている（**図 15-3**）。医療は，図中に示すごとく世

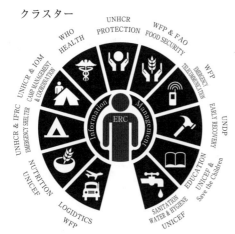

※左下から時計回りに

①ロジスティクス：WFP
②栄養：UNICEF
③緊急シェルター：UNHCRとIFRC
④キャンプ管理と調整：UNHCRとIOM
⑤健康：WHO
⑥保護：UNHCR
⑦食糧：WFPとFAO
⑧緊急時通信：WFP
⑨早期復興：UNDP
⑩教育：UNICEFとSave the Children
⑪水と衛生：UNICEF
注）本文中では9つのクラスターとあるが，現在は11クラスターが特定される．

図 15-3　クラスター
（文献 9 より転載，一部改変）

界保健機関（WHO）がリードエージェンシーである。したがって自然災害，紛争を問わず，WHO が主催する Health Cluster Meeting が被災地内で行われ，支援団体は GO，NGO とも，その会議に参加しながら協調・協働していくことが求められる。

> ポイント：被災地内では OCHA がクラスターアプローチの手法により各救援団体の調整を行う。

d）各医療支援団体の資質の証明

　今世紀に入り，あいつぐ災害に対して，国際医療支援は以前より積極的に行われてきたが，一方で組織の質についてはあまり問われてこなかったためにさまざまな弊害も生じた。特に 2011 年のハイチ地震においては適応が疑われる下肢切断術が多数施行されたことが報告されており，緊急人道医療支援団体の質の担保を発災以前にあらかじめ保証しておく必要性が強く認識されはじめた。WHO は 2015 年より Emergency Medical Team（EMT）という国際医療救援団体の事前登録制度を導入し，現在，世界各国の多数のチーム（GO，NGO）が登録ないし申請中である。そのシステムは（**表 15-1**）に示すように，タイプ 1〜3，およびスペシャリストセルというカテゴリーが設けられており，そのチームの医療資源の質と量にふさわしいカテゴリーで登録を申請するものである。日本の国際緊急援助隊（Japanese Disaster Relief Team：JDR）も 2016 年にタイプ 2 ですでに登録されている。今後，国際医療救援に赴く団体は，自ら団体の医療の質を証明するために，この登録をすませておくことが標準化されていく見通しである[12]。

> ポイント：医療救援団体の質の保証のために WHO による EMT 登録システムが稼働している。

表 15-1　Emergency Medical Team（EMT）のカテゴリー分類

	定義	能力
タイプ 1 移動型	移動型クリニック　遠隔の小さなコミュニティーにもアクセスできる	外来患者　>50 人/日
タイプ 1 固定型	外来クリニック±テント施設	外来患者　>100 人/日
タイプ 2	手術設備を持った入院施設	外来患者　>100 人/日　入院患者 20 人 大手術 7 例もしくは小手術 15 例/日
タイプ 3	紹介症例を受け入れる能力のある入院施設，手術設備，集中治療室	外来患者　>100 人/日　入院患者 40 人 ICU4-6 床 大手術 15 例もしくは小手術 30 例/日
スペシャリストセル	追加的な専門分野治療を行うことができる	リハビリ，小児科，手術などの専門的治療をフィールドにおいて施行できる

（文献 11 より引用）

e）紛争下の国際救援活動について

　これまで述べてきた国際救援活動の仕組みは主として自然災害時に機能しているものであるが，紛争下では大きく状況が異なる。自然災害と紛争下の救援活動の大きな違いは，派遣者自身および自団体のセキュリティ確保のために必要な事前準備や現場での費用・労力・ストレスが格段に違うということが第一にあげられる。実際，2017 年の 1 年間に 322 件の世界の病院医療サービス施設が攻撃され，医療関連従事者 242 人が死亡した[13]。赤十字国際委員会（International Committee of the Red Cross：ICRC）はこの状況を「Health Care in Danger」として，国際法で禁じられている医療施設，医療従事者への攻撃をやめるよう世界に向けたキャンペーンを行っている。また ICRC の紛争支援事業の場合は，隊員に対する事前のセキュリティ研修はもちろんのこと，現地本部でもセ

キュリティ情報のインプットをされる。行動規範は例え同じ国内であっても地域の情勢が違えばそれぞれの地域にオリジナルのものが用意されている。活動中はセキュリティ担当要員が常に医療団に帯同し，移動中は常にラジオステーションに所在を知らせる。車両は常時緊急脱出できるように準備しておかなければならない。筆者が 2017 年のイラク紛争でモスル市に派遣された際には，宿舎と小 1 時間離れた病院の通勤時以外は一切外出が許可されなかった。また化学爆弾攻撃に備えて，活動時には常時 Hazmat kit の携行が義務づけられていた。WHO によるクラスターミーティングは開かれており，各救援団体の医療資源に関する情報共有こそ行われていたが，何分，支援を行っている団体も限られており，それぞれの診療の質を保証するというような枠組みはないのが現状である。しかし，紛争による犠牲者は後を絶たない現状の中，今後はよりいっそう質の担保された救援活動が望まれるのは，自然災害時と何ら変わりはない。

> ポイント：紛争下の救援活動では，セキュリティの確保が最優先される。昨今の医療従事者への攻撃に対して，啓蒙活動が行われている。

3. 国際救援活動に従事する看護師に求められること

　看護師が担える国際救援活動は，実に幅が広い。看護師は広義の保健（Health Care）の分野のほとんどすべてが活躍の場となりうる。例えば，医療，公衆衛生，母子保健，地域保健，学校保健などが該当する。本章では医療において看護師ができることに焦点を当てる。

（1）海外被災地（紛争地）と日本の被災地での災害医療の違い

　日本の自然災害では被災地内の災害拠点病院など主だった病院機能は保たれていることが多いため，DMAT のような外部からの応援は病院支援の形をとることが多い。しかし，国際救援活動に赴く国は開発途上国がほとんどであり，もともとの病院・救急搬送機能が脆弱かつ，クリニックレベルがまったく機能しなくなっている。このような医療インフラが根本的に廃絶した地での急性期の救援活動は，被災地や，難民キャンプ（もしくは被災地内キャンプ）に仮設クリニックを設営し，そこで直接医療支援の形をよく見受ける。例えば，前述した国際緊急援助隊や日赤の ERU（Emergency Response Unit）などが相当する。また，日本のような病院支援の形で入る団体もある。いずれの場合でも最大の違いは，場所が外国，協働スタッフも患者も外国人であるということにつきる。このことがあらゆる場面でチャレンジングな要素となる。日本と開発途上国の被災地における災害医療の違いを，CSCATTT に沿ってまとめた（**表 15-2**）。

　ここからわかるように，人，言葉，文化，医療インフラ，医療レベル，危険度などすべてが違う中で，一人でも多く救う医療および看護が求められる。違いを踏まえて，しなやかに対応する柔軟性（flexibility）が必要である。

（2）国際救援活動における看護師の役割

　例えば，典型例として所属する団体が被災地に仮設クリニックを設営したとする。その際の看護師の役割を CSCATTT に沿って説明していく。

a）Command and Control

　看護師の責任者の場合は，部下の看護師および現地看護師の指揮をと

表 15-2　開発途上国の被災地における災害医療（国内災害医療と比較）

Command and Control	・急かつ新しい外国人を含む指揮命令系統 ・現地スタッフに対して指導的立場を求められる	*Triage*	・医療資源不足に伴う，より厳しいトリアージ ・搬送先の医療資源も違うことでの選定困難
Safety（and Security）	・常に安全に留意する必要あり ・はりつめた生活によるストレス ・Health Care in Danger	*Treatment*	・限られた資源の中での医療 ・日本で救える人が救えないストレス ・当該国のレベルに合わせた医療 ・日本人との価値観が違う患者へのケア ・看護師のケアに対する考え方の違い
Communication	・英語，現地語での不慣れな会話，緊急時も必要 ・通訳を介すもどかしさ ・知り合ったばかりの外国人との協働 ・自分の意見をはっきりと伝える必要あり ・相手の個性を掴むのが困難な場合も	*Transport*	・自組織の医療の限界を熟知した上での搬送基準 ・救急車なし ・家族も搬送手段なし
Assessment	・目まぐるしく変わる状況に即応 ・日本の災害時に輪をかけた情報不足 ・患者状態を把握する先進的な医療機器の不足 ・周囲の医療レベルの把握必要だが困難		

る必要がある。通訳やボランティアのマネジメントも必要となる。配下の看護師であっても現地看護師に対して指導的役割を求められることは通常であるため，日頃からリーダーシップをとれるようにしておくことが望ましい。

b）Safety（and Security）

この部分が日本に比し，飛躍的に重要性が増す。現地スタッフより治安や安全情報を随時取得し，少しでも現地情報に明るくなるよう努める。地震後であれば余震に十分注意し，非常時の3S（Self, Scene, Survivor）の原則に則った避難体制を確認しておく。紛争時であれば，クリニックが戦地となり緊急避難を余儀なくされる場合がある。患者の誘導方法などについて組織としてあらかじめ計画をまとめておく。

c）Communication

看護師は医療のことのみならずすべての部門と連携を図り，調整役となる必要があるため，コミュニケーション能力は非常に重要である。また患者および患者家族と十分にコミュニケーションをとり，不安を取り除くことに努める。

d）Assessment

常に現地の状況把握をしっかりと行う。被災者数，傷病者数，災害要援護者の状況，感染症の有無，食糧事情，栄養状態，飲料水の状況，トイレなど衛生施設の数と清潔度，被災者の生活状況（衣類，寝具，スペースやプライバシーの確保）精神状態の把握などが含まれる。患者診療のデータ収集，統計記録の提出も必要となる。医療資機材，薬品資機材の管理も看護師が行うことが多い[14]。最後に，自己の健康状態や精神状態にも十分留意する必要がある。

e）Triage

自然災害のクリニックでは日に200人程度の外来患者が来ることもあ

る。多くは軽症だが，その中に紛れている重症者を見つけるのは困難である。現地スタッフに十分に教育を行い，その場に即した効果的なトリアージ方法を策定する。

　紛争時には多発傷病者同時搬入（Mass Casualty Incident：MCI）を念頭に置く必要がある。筆者はイラクのモスル市で MCI 事例を経験した。最初に重傷の頭部銃創の傷病者が搬入されたため治療を開始したが，その数分後に 10 人一度に傷病者が搬入された。その場のマンパワーに鑑み，最初の頭部外傷症例の治療を黒タグとして中断せざるをえなかった。このような局面に遭遇することがあるため，心の準備が必要である。

f）Treatment

・自然災害時：クリニックの外来診療では，診療補助，服薬指導，手洗いなどの衛生指導や飲水による脱水予防などの生活指導を行う。付近の巡回診療を行う際は，診療補助や予防接種に関する説明を行う。診療にあたってのスタッフの配置，薬品・医療資機材の管理も日本の病棟管理と同じように行う。

・紛争時：武器外傷による外傷患者が多いため，戦傷外科治療について理解しておく必要がある。限られたヒト，モノしかなく，不潔な環境下での創処置は日本と違う戦略が必要となる。汚染創症例では，搬入日は洗浄とデブリードマンのみを行い，開放創のままとし，縫合は原則的に行わない。ガーゼ被覆の後，3〜4 日後に観察の上，感染徴候がないことを確認してから縫合をする。骨折の治療は内固定の適応は稀で，創外固定やギプス固定，牽引を行う。

　看護の観点からは，武器外傷患者が多いため，①患者の苦痛を最小限にする，②術後の早期離床を促し，術後合併症や機能障害を予防すること，③創傷処置を促すための栄養や創部の管理，④心のケアが主な看護となる[15]。

ｇ）Transport

　救急搬送システムがない場所も多く，民間救急車だと家族が高額を賄い行わざるをえない場合もある。その決定には現地事情を把握し適応を熟慮する必要がある。患者，家族へのフォローをしっかりと行う。

（3）国際救援活動に従事する看護師に求められること

　筆者は看護師ではないため，緊急人道支援の現場でともに働いてきた同僚の中で，尊敬する看護師を思い浮かべながら客観的に論じていく。

　前述してきた国際救援活動における平時との違いを理解し，受け入れた上で，求められる役割を果たしていくためにどのような能力，ポリシー，資質が必要か。以下の4点に集約できると考える。

　①看護師としての能力
　②当該活動の目的を達成するための能力
　③国際救援活動を行う者全てに求められるポリシー
　④人としての優しさ

　上記の内容を説明していくにあたり，一例として日赤において国際救援活動を目指す看護師に設定されている到達目標の一部を参照する。赤十字の創始者アンリ・デュナンがヨーロッパの戦場で傷ついた兵士を救護した精神を引き継ぎ，日赤は災害救護活動が社是となっている。日本の災害救護活動のパイオニアとしてふさわしい被災者に寄り添った災害看護を展開するため，「赤十字の国際活動における看護実践能力向上のためのキャリア開発ラダー―国際ラダー手引書―（略称：国際ラダー）」が設定されており，その中の「別表）国際活動における看護実践能力の指標」において，段階を踏んだ指標が設定されている。その指標を達成したことを段階的に評価されながら，初心者から上級者まで種々のレベルの国際救援活動に従事していく仕組みとなっている。

　上述の国際ラダー上の指標が含まれている項目に※印をつけた上で，上記の4点にいずれに該当しているか考えてみる。

①看護師としての能力

　平時の日本での看護師としての能力がダイレクトに生かされる活動は，緊急人道支援での直接医療支援の場合が想像しやすい。しかし，この場合でも平時とまったく違う環境の中で効果的な看護活動を行うためには，それ相応の経験が必要なのは論を待たない。看護の専門分野をもてば自信にもつながろう。しかし現地では，オールマイティの看護能力が求められることから，この点に関しては，むしろ基本的な看護能力（急性期/慢性期看護，母子保健，母性看護，小児保健，小児看護，公衆衛生）※をしっかりと身につけておくことが望まれる。

②当該活動の目的を達成するための能力

　この部分がプラスアルファの努力を必要とする主要部分である。語学力※はいうに及ばず，いわゆる国際災害看護学関連の以下の分野について勉強が必要である。

・危機管理研修（必須）※
・自分が所属する組織についての理解　例）赤十字精神の理解※
・戦傷外科，感染症，風土病，栄養障害，下痢性疾患※
・対象地域の保健衛生に関する政策・制度（疫学，感染症，栄養，ヘルスプロモーション，リプロダクティブヘルス，看護教育など）※

　また，上記の勉強項目にもまして重要なのが，リーダーシップ※，教育・指導能力※，コーディネーション※，コンサルテーション※能力などでこれらは普段の業務経験で徐々に培っていくことが必要である。また国際看護活動を行う上でとりわけ重要なのは，マネジメント能力※である。これも普段から管理の視点をもって業務を行うことで培われるものである。例えば後輩への指導の場面や，業務上の問題解決が必要な場面にお

いても管理の視点から状況を分析し，方法を見出したり，解決へ導いたりすることが最も大切である。マネジメント能力を養うためには，自らの業務が，組織の目標を達成するためにどのような役割を果たしているのかを常に意識することが大切である。

③国際救援活動を行う者すべてに求められるポリシー

　例え，災害急性期の直接医療支援活動で現地に赴いたとしても，常に継続性（Sustainability）をもたらすことを念頭に，着任当初からそういう目で活動を俯瞰していくことが非常に重要である。なぜなら，どんな国際救援活動でも自分の活動だけで，活動目標を達成することはまずないからである。次に引き継ぐことは普通であるし，ましてや急に活動を縮小することもある。その時に最初から現地スタッフに引き継ぐことを念頭に，もしくは後に残るようなシステム作りや教育・啓蒙活動をしておかなければ，元の木阿弥となってしまう可能性がある。特に急性期の活動はこの点がおざなりになりがちであるが，被災者は自分たちが去った後もずっとその場にいるのだということに常に留意する。

④人としての優しさ

　筆者が現地で協働した看護師の中で尊敬している方々は，皆，本当に優しかった。そしてその優しさを仕事中，惜しみなく被災者に注いでおられた。人としてにじみ出る優しさが，傷ついた被災者をどれだけ癒やし，元気づけてくれることか。しかし残念ながらこのような人格の部分は，なかなか精進して養われるものではない。

　一方で，仕事としての看護に，いわゆる精神的ケアの部分が反映されない文化圏は世界に広く存在している。現地の看護師の方々が普段から優しくないわけでは無論ない。しかし，そのような心遣いは家族がするものだという文化を，アフリカでも中東でも目の当たりにした。そのような現場で，日本の看護師による思いやりのこもった看護が，傷ついた

人々をより癒やすであろうことを確信している。そして，その振る舞い
に，現地の看護師が思うところがきっとある。そうやって日本の思いや
りが，徐々に世界に広まることを願ってやまない。

引用文献

1) UNISDR：The Human Cost of Weather Related Disasters 1995-2015.
   https://www.unisdr.org/files/46796_cop21weatherdisastersreport2015.pdf
   （2019 年 1 月 14 日アクセス）
2) Child Fund：The Devastating Impact of Natural Disasters
   https://www.childfund.org/Content/NewsDetail/2147489272/（2019 年 1 月 14
   日アクセス）
3) UNHCR：The World in Numbers, UNHCR Statistics.
   http://popstats.unhcr.org/en/overview
   （2019 年 1 月 14 日アクセス）
4) 外務省：難民問題とは？ 〜国際社会と日本の取組.
   https://www.mofa.go.jp/mofaj/press/pr/wakaru/topics/vol70/index.html
   （2019 年 1 月 4 日アクセス）
5) 外務省：人道支援.
   https://www.mofa.go.jp/mofaj/gaiko/jindo/index.html
   （2019 年 1 月 4 日アクセス）
6) OCHA-ROAP, OCHA 神戸事務所訳：アジア太平洋地域における災害対応—国
   際緊急援助のためのガイドブック. pp. 11-14,
7) 人道支援の質と説明責任に関する必須基準. CHS アライアンス, グループ URD,
   スフィア・プロジェクト. 2014.
8) OCHA-ROAP, OCHA 神戸事務所訳：アジア太平洋地域における災害対応—国
   際緊急援助のためのガイドブック. p. 15.
9) スフィアプロジェクト. シェルター・居留地基準 3. ガイダンスノート 1, p. 246,
   2011.
10) スフィアプロジェクト. 給水, 衛生促進に関する最低基準. ガイダンスノート

2，3，p. 101，2011.

11) OCHA-ROAP, OCHA 神戸事務所訳：アジア太平洋地域における災害対応―国際緊急援助のためのガイドブック．pp. 18-31,

12) Emergency Medical Team Coordination Cell（EMTCC）. pp. 9-10. COORDINATION HANDBOOK 2016 Draft Version 10. WHO. 2016.

13) WHO：Attacks on Health Care Dashboard. Reporting period：1 January to 31 December 2017.
https://www.who.int/emergencies/attacks-on-health-care/dashboard2017-full.pdf?ua=1（2019 年 1 月 7 日アクセス）

14) 小原真理子：国際救援と看護．浦田喜久子，小原真理子，編：系統看護学講座 統合分野 災害看護学・国際看護学（第 3 版），p. 297，医学書院，2017

15) 小原真理子：国際救援と看護．浦田喜久子，小原真理子，編：系統看護学講座 統合分野 災害看護学・国際看護学（第 3 版），p. 299，医学書院，2017

参考文献

・日本赤十字社ホームページ．
http://www.jrc.or.jp/activity/international/about/saigai/（2019 年 1 月 4 日アクセス）

・Redmond AD, Mardel S, Taithe B, Calvot T, Gosney J, Duttine A, et al：A qualitative and quantitative study of the surgical and rehabilitation response to the earthquake in Haiti, January 2010. Prehosp Disaster Med. 26. United States 2011. pp. 449-456.

・UNOCHA：Humanitarian coordination leadership.
https://www.unocha.org/our-work/coordination/humanitarian-coordination-leadership（2019 年 1 月 5 日アクセス）

・赤十字の国際活動における看護実践能力向上のためのキャリア開発ラダー ―国際ラダー手引き書―．日本赤十字社医療事業推進本部看護部．2019.4.1

索引

●配列は五十音順，欧文，数字。＊は人名を示す。

分担執筆者紹介

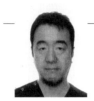

渡瀬淳一郎 (わたせ・じゅんいちろう)

・執筆章→2・15

現在　　日本赤十字社大阪赤十字病院
　　　　国際医療救援部副部長
　　　　救急科部副部長

経歴　　救急医兼外科医。2014年より現職。平時は救命救急セン
　　　　ターにおける診療に従事する傍ら，国際医療救援部に所属。
　　　　これまで，ウガンダにおける途上国外科医療支援や，南スー
　　　　ダン，イラクなどの紛争地域における戦傷外科支援に携わり，
　　　　多くの戦争傷病者の治療に当たってきた。
　　　　国内では，東日本大震災におけるDMAT，熊本地震，岡山洪
　　　　水における赤十字救護班など，国内外を問わない活動を行っ
　　　　ている。

専攻　　戦傷外科，国際医療支援，災害医療，救命救急

主な著書　紛争地域での医療支援の実際と課題について，国際・未来医
　　　　療学（共著大阪大学出版会）2017

大澤　智子 (おおさわ・ともこ)

・執筆章→8・11

1990年　リッチモンドカレッジ心理学学士号取得（ロンドン）

1993年　スクールオブサイコセラピーアンドカウンセリングリージェ
　　　　ントカレッジカウンセリング心理学修士号取得（ロンドン）

1994年　インターナショナルカウンセリングセンター（神戸）

2003年　大阪大学大学院人間科学研究科人間科学博士号取得

現在　　兵庫県こころのケアセンター研究主幹

専攻　　惨事ストレス，二次受傷

主な著書　PTSDの伝え方，（誠信書房）2012
　　　　災害時のメンタルヘルス，（医学書院）2016
　　　　トラウマ，（福村出版）2016

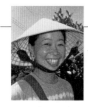

駒形　朋子（こまがた・ともこ）

経歴　4年の臨床経験を経て，1997年より2年間青年海外協力隊員としてパキスタンに派遣され，異文化での生活を通して「人々の暮らしぶり」に強い興味を持つようになった。帰国後長崎大学熱帯医学研究所での熱帯医学研修をきっかけに研究の道に進み，大学院でパキスタン，ラオス，スリランカ，ベトナムなどで人々の暮らしと健康や病気の関連に関する研究を行った。その後災害看護，医療政策の教育研究・実務を経験し，2015年より東京医科歯科大学大学院保健衛生学研究科で災害看護，グローバルヘルスの研究・教育に従事している。

学歴　2003年　群馬大学大学院医学系研究科修士課程修了　修士（保健学）

2009年　長崎大学大学院医歯薬学総合研究科修了　博士（医学）

専攻　熱帯地域の公衆衛生，国際保健学，災害看護学

現在　東京医科歯科大学大学院保健衛生学研究科共同災害看護学専攻准教授

放送大学学部・テレビ（災害看護学・国際看護学'20）准教授

編著者紹介

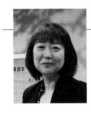

神﨑　初美（かんざき・はつみ）

・執筆章→3・5・7・9

学歴	1984	大阪府立公衆衛生専門学校（看護科）
	1992	近畿大学法学部法律学科（法学学士）
	2001	大阪大学大学院医学系研究科保健学専攻修士課程修了（保健学修士）
	2005	大阪大学大学院医学系研究科保健学専攻博士課程修了（看護学博士取得）

職歴	1987	大阪府急性期・総合医療センター・看護師（ICUCCU 7年半・整形外科 2 年 9 カ月）
	1997	神戸市看護大学成人老人看護学講座助手
	2004	兵庫県立大学看護学部附置研究所推進センター講師
	2004	兵庫県立大学地域ケア開発研究所講師
	2005	兵庫県立大学地域ケア開発研究所准教授
	2010	兵庫県立大学地域ケア開発研究所教授
	2014	兵庫医療大学看護学部教授

主な著書　TACS シリーズ 7　老人看護学．（編集　建帛社）

災害看護学習テキスト第一章災害概論，4．災害と情報，（編集　日本看護協会出版会）

ルポ・そのとき看護は，ナース発東日本大震災レポート．避難所で生活する被災者への支援．兵庫県看護協会災害支援ナースの活動．（編集　日本看護協会出版会）

事例を通して学ぶ　避難所・仮設住宅の看護ケア，（共著　日本看護協会出版会）

リウマチ看護パーフェクトマニュアル，（編集　羊土社）

関節リウマチケアの基本と患者の意思決定を支える看護．リウマチ患者の意思決定支援．臨床看護 2013 年 12 月号，（企画・校正，編集　へるす出版）

最新知識と事例がいっぱい　リウマチケア入門（共同編集　メディカ出版）

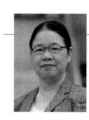

西上あゆみ （にしがみ・あゆみ）

1987 年	大阪府立病院（現：大阪急性期・総合医療センター）看護師
1996 年	大阪府立看護大学（現：大阪府立大学）助手
2003 年	淀川キリスト教病院看護師
2007 年	兵庫県立大学大学院看護学研究科特任講師（21 世紀 COE プログラム研究員）
2009 年	梅花女子大学看護学部（現：看護保健学部）准教授
2018 年	藍野大学医療保健学部看護学科教授
2019 年	藍野大学大学院看護学研究科研究科長
専攻	災害看護学，基礎看護学
主な著書	災害看護学演習における夜間避難所疑似体験演習の実践報告（共著）
	中小規模病院向け防災と災害発生時の対策に関する研修を受講した者の 6ヶ月後の研修評価（共著）
	近畿地区看護協会の連携による災害支援ナース派遣と受け入れに関する実態調査（共著）
	自然災害に対する病院看護部の備え測定尺度の開発—信頼性と妥当性の検討（単著）
	介護保健施設・社会福祉施設における災害への備え（共著）
	臨床看護師の災害支援ナース登録に関する実態調査（共著）
	災害拠点病院における災害の備えに対する実態と課題（共著）
	看護学テキスト統合と実践-災害看護（共著，学研メディカル秀潤社）

放送大学教材　1519310-1-2011（テレビ）

新訂　災害看護学・国際看護学

発　行　2020 年 3 月 20 日　第 1 刷

編著者　神﨑初美・西上あゆみ

発行所　一般財団法人　放送大学教育振興会

〒105-0001　東京都港区虎ノ門 1-14-1　郵政福祉琴平ビル

電話 03（3502）2750

Printed in Japan　ISBN978-4-595-32198-6　C1347